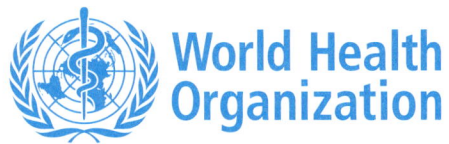

Measuring Health and Disability
Manual for WHO Disability Assessment Schedule

健康および障害の評価
WHO障害評価面接基準マニュアル

WHODAS 2.0

田崎美弥子・山口哲生・中根允文　訳

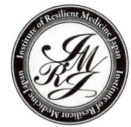

一般社団法人 **日本レジリエンス医学研究所**：発行
Institute of Resilient Medicine Japan

日本評論社：発売

Measuring Health and Disability : Manual for WHO Disability Assessment
Schedule WHODAS　2.0

ⒸWorld Helath Organization
2010年　世界保健機関出版

日本語翻訳権と出版権は，世界保健機関により，日本レジリエンス医学研究所に対して与えられている。
日本レジリエンス医学研究所は，日本語版の質と翻訳の忠実さに責任を持つ。英語版と日本語版の間に
不一致があった場合は，英語版に拘束力があり，それを正式なものとする。
WHOの健康情報に関わる文書の出版に関しては，それが商業的なものであるかに関わらず，WHOの出版局
permissions@who.intに問い合わせをしてください。

健康および障害の評価
WHO障害評価面接基準マニュアル　WHODAS　2.0
ⒸWorld Health Organization (2015)

M Tazaki, T Yamaguchi, Y Nakane

ISBN 978-4-535-98428-8

本書のコピー，スキャン，デジタル化による無断複製は著作権法上での例外を除き禁じられています。
本書を代行業者等の第三者に依頼して，スキャン，デジタル化をすることは，たとえ個人や家庭内での利用でも著
作権法違反です。また，本書に記載されている調査票を修正・加筆を加えて使用することはWHOの著作権を侵害
します。

目 次

序 文 VI
略語および頭字語 VIII

Part 1 背 景

Chapter 1 はじめに — 2
1.1 障害の評価はなぜ重要か 2
1.2 なぜ障害を評価する方法を開発するのか 2
1.3 WHODAS 2.0とは何か 3
1.4 なぜWHODAS 2.0を使用するのか 4
1.5 マニュアルの目的と構造 7

Chapter 2 WHODAS 2.0の開発 — 9
2.1 WHODAS 2.0の開発における論理的根拠と概念的背景 9
2.2 WHOクオリティ・オブ・ライフ評価票との関係 10
2.3 WHODAS 2.0の開発プロセス 10
2.4 WHODAS 2.0の最終構造 16

Chapter 3 WHODAS 2.0の心理統計的特性 — 18
3.1 テスト－再テストの信頼性と内的一貫性 18
3.2 因子構造 20
3.3 変化に対する異文化間感度 21
3.4 項目反応特性 22
3.5 妥当性 23
3.6 一般の健常者集団における WHODAS 2.0 25

Chapter 4 WHODAS 2.0の使用法 — 27
4.1 WHODAS 2.0のアプリケーション 27
4.2 WHODAS 2.0のさらなる開発 31

Part 2 WHODAS 2.0の実施と採点に関する実務面

Chapter 5 WHODAS 2.0 実施と採点 — 36
5.1 WHODAS 2.0およびその翻訳版の実施条件と実施手続き 36
5.2 WHODAS 2.0の実施方法 36

5.3　WHODAS 2.0使用の演習　37

Chapter 6　WHODAS 2.0の採点 — 41
　6.1　WHODAS 2.0集計得点　41
　6.2　WHODAS 2.0領域得点　42
　6.3　WHODAS 2.0の母集団の標準値　42
　6.4　WHODAS 2.0項目得点　45
　6.5　WHODAS 2.0における欠損値の処理　46

Chapter 7　各質問の詳述 — 48
　7.1　質問A1〜A5：人口統計情報および背景情報　48
　7.2　質問D1.1〜D1.6：6領域　49
　7.3　質問F1〜F5：フェイスシート　56
　7.4　質問H1〜H3：難しさが及ぼす影響　56
　7.5　質問S1〜S12：短縮版の質問　57

Chapter 8　SPSSを使った全体得点の自動計算構文 — 60

Chapter 9　WHODAS 2.0を使用するための指針と練習 — 65
　9.1　面接者版の詳述　65
　9.2　印字表現　67
　9.3　フラッシュカードの使用　69
　9.4　質問の仕方　69
　9.5　不明確な回答の明確化　71
　9.6　データの記録　74
　9.7　問題および解決策　76

Chapter 10　自己テスト — 78
　10.1　質問　78
　10.2　自己テストの答え　84

WHODAS2.0 用語集　85
引用文献　88

Part 3　WHODAS 2.0の各版

36項目・面接者版　94
36項目・自己記入版　103
36項目・代理人記入版　108
12項目・面接者版　113
12項目・自己記入版　117
12項目・代理人記入版　120
12＋24項目・面接者版　122

フラッシュカード#1　131
フラッシュカード#2　132

訳者を代表して　133

序　文

　世界保健機関・障害評価面接基準（WHODAS 2.0）は，WHOが開発した包括的な評価票であり，さまざまな文化を超え，健康および障害を評価するために標準化されたものです。WHODAS 2.0は，特定の介入をすることで生じる前後の相違を測定するために，信頼性と感受性が十分確認された，国際生活機能分類（ICF）の包括的な項目の1つです。これは同じ人を介入の前後で評価することで達成できます。医療サービスのユティリティ研究だけではなく，標準化のための異文化間適用性，信頼性，および妥当性評価のために，組織的なフィールド調査が実施され，その結果，WHODAS 2.0は，母集団の健康と障害のレベルの評価，および臨床における介入の効果と効率性の上昇を測定するのにも役立つことが分かっています。

　このマニュアルは，WHODAS 2.0の開発における方法論と，これを精神障害と神経障害を含め，一般的な健康の特定の領域に適用したときの調査結果をまとめたものです。このマニュアルは，WHODAS 2.0を診断に使う研究者や臨床医に役立つように作られました。ここには，WHODAS 2.0の7種の版が含まれており，それぞれ質問数と意図する形が異なります。ここに母集団の標準値も提供しているので，特定の下位集団と母集団の値を比べることができます。

　このマニュアルは，公衆衛生の専門家，医師，他の医療従事者（例えば，リハビリ専門家，理学療法士および作業療法士），政府関係者，社会科学者，ならびに障害と健康の研究に携わる個人を念頭に開発されました。精神保健問題および中毒問題を他の一般的な健康領域と同等に扱っているので，医療従事者のみならず，精神科医，心理学者，神経学者および依存症の治療を行う人々にとって特に興味深いものでしょう。

　WHODAS 2.0の開発は，世界各地の多くの人々の広範な支援により可能となりました。彼らは，このプロジェクトに多大な時間とエネルギーを注ぎ，国際ネットワークを組織化しました。私どもは，プロジェクトに参加したセンター，組織および個人だけではなく，10年以上にわたるこの大きなプロジェクトをさまざまな面で支援された他の多くの人々にも感謝いたします。このプロジェクトチームに関する詳しい情報は，WHODAS 2.0ホームページ[1]で確認できます。

WHODAS 2.0に協力していただいた研究者・調査者

　Gavin Andres（オーストラリア），Thomas Kugener（オーストリア），Kruy Kim Hourn（カンボジア），Yao Guizhong（中国），Jesus Saiz（キューバ），Venos Malvreas（ギリシャ），R

1　http://www.who.int/whodas

Srinivasan Murty（インド，バンガロール），R Thara（インド，チェンナイ），Hemraj Pal（インド，デリー），Ugo Nocentini と Matilde Leonardi（イタリア），Miyako Tazaki（日本），Elia Karam（レバノン），Charles Pull（ルクセンブルグ），Hans Wyirand Hoek（オランダ），AO Odejide（ナイジェリア），Jose Luis Segura Garcia（ペルー），Radu Vrasti（ルーマニア），Jose Luis Vasquez Barquero（スペイン），Adel Chaker（チュニジア），Berna Ulug（トルコ），Nick Glozier（英国），Michel von Korff，Katherine MacGonagle と Patrick Doyle（米国）。

評価票に関する調査特別委員会

調査特別委員会には，Elizabeth Badley，Cille Kennedy，Ronald Kessler，Michael von Korff，Martin Prince，Karen Ritchie，Ritu Sadana，Gregory Simon，Robert Trotter および Durk Wiersma が参加しました。

障害の評価と分類に関する WHO／国立衛生研究所の共同プロジェクト

障害の評価と分類に関する WHO／国立衛生研究所（NIH）による共同プロジェクトに参加した主な人々は，研究所別に記載すると次の通りです：Darrel Regier，Chille Kennedy，Grayson Norquist および Kathy Magruder（米国国立精神衛生研究所，NIMH），Robert Battjes と Bob Fletcher（国立薬物乱用研究所，NIDA），Bridget Grant（国立アルコール乱用・依存症研究所，NIAAA）。編集者に加えて，数人の WHO スタッフとコンサルタントが WHO／NIH 共同プロジェクトに参加しました：特に Shekhar Saxena と Joanne Epping-Jordan は重要な役割を務めました。さらに，Jayne Lux，Cille Kennedy，Sarah Perini，Rueya Kocalevent および Dan Chisholm による編集面の支援，および Ulrich Frick と Luis Prieto による統計面の支援に心から感謝します。

編集者　TB Ustun，N Kostanjsek，S Chatterji，J Rehm

略語および頭字語

BAI：	Barthelの日常生活動作
CAR：	異文化適用研究
CIDI：	統合国際診断面接
FIM：	機能的自立性評価
GP：	一般開業医
ICC：	クラス内相関係数
ICF：	国際生活機能分類
ICF-CY：	国際生活機能分類の子供・若年者版
ICIDH：	国際障害分類
LHS：	ロンドン・ハンディキャップ・スケール
PCM：	部分採点モデル
SCAN：	神経精神医学臨床評価表
SF-12：	MOS SF-12健康調査
SF-36：	MOS SF-36健康調査
WHO：	国際保健機関
WHODAS 2.0：	WHO障害評価面接基準2.0
WHOQOL：	WHOクオリティ・オブ・ライフ
WHOQOL-BREF：	WHOクオリティ・オブ・ライフ短縮版
WHS：	世界健康調査
WMHS：	世界精神保健調査

Part 1 背景

Chapter 1 はじめに

1.1 障害の評価はなぜ重要か

　患者が何の疾病であるかを診断するには，高度な技術と科学が求められる。病気を知ることで，治療介入と管理戦略を導き出すことができるし，ある程度，患者の転帰と予後を予測できる。しかし，診断も大切であるが，患者の全体像と過去の経験を理解するには，それだけでは十分でない。「病気はないが，患者はいる」という格言が当てはまる。

　病気の診断も重要であるが，同様に，家庭，職場，学校，または他の社会的な領域で人が社会的役割を十分遂行し，日常活動を行えるかどうかを知ることも重要なことである。「病気になると人ができないこと」は，どんな病気であろうと大幅に異なる。機能（ある生活領域における客観達成度）と障害に関する情報については，臨床医や社会福祉の専門家は考慮をしてきたものの，一貫した定義とツールが欠落していたために機能および障害の評価を適切にすることは，長年問題となってきた。死亡や病気を定義することは容易であるが，障害の定義や測定は難しいからである。

　障害は大きな健康問題である。疾患の負荷に関する世界的な評価によると，疾患による死亡の半分以上は，障害によるものである(1)。一般的に人々は，病気という理由よりも，病気のために以前はできていたことができなくなったために（すなわち障害があるので）医療機関を訪れる。医療従事者は疾患が人の日常活動を制限する場合，臨床的に重要であると考え，その評価と治療計画の基礎として障害に関する情報を用いる。

　公衆衛生の観点では，障害は，死亡率と同じぐらい重要になってきている。医療の発展により死亡率は減ったが，それに伴う平均余命の延長は，生涯にわたる慢性疾患を増やし，高齢者のケアのための特別なニーズを浮上させた。公衆衛生では，死亡率よりも障害を考慮に入れ，優先順位を設定し，アウトカムを測定し，医療システムの効果と達成度を評価する必要がある。ボックス1.1は障害評価の重要性を要約したものである。

1.2 なぜ障害を評価する方法を開発するのか

　障害を定義するのは難しい。なぜなら障害は多くの生活領域に関係し，人と環境との相互作用に関わるからである。世界保健機関（WHO）の機能，障害，健康に関する分類プロジェクトは，100カ国以上の代表者，研究者および消費者を国際協力に向けて結集し，そのコンセンサスの枠組みとして国際生活機能分類（International Classification of Functioning, Disability and Health, ICF) を作成した (2)。

ICFは，身体，個人または社会レベルで，個人の機能を取り上げ，機能評価をするために，障害を「各機能領域の低下」と定義する (2)。しかし，ICFは，日常的に障害を評価，測定するには実用的でないため，WHOは，さまざまな文化圏を通じて，健康と障害を測定する標準化された方法を提供するために，WHO障害評価面接基準（WHO Disability Assessment Schedule, WHODAS 2.0) を開発した。

ボックス1.1は，障害尺度について学び，使用する理由をまとめている。

ボックス1.1　なぜ障害尺度について学び，使用するのか

障害の診断と評価は貴重である。なぜなら，医学診断（病名診断）のみでは予測できない因子を予測できるからである。その因子には，以下を含む：
- サービスの必要性－患者のニーズは何か
- ケアレベル－患者は，プライマリケア，特殊医療，リハビリテーションを受けるべきか，または別の状態におくべきか
- 病状のアウトカム－予後はどうなるのか
- 入院期間－患者は，どのくらい入院するのか
- 障害年金の受給－患者は，年金を受け取れるか
- 職務遂行能力－患者は，仕事に復帰し，以前のように仕事ができるか
- 社会的統合－患者は，地域社会に復帰し，以前と同じように機能を遂行できるか

このように障害評価は，次の点でヘルスケアと政策決定に役立つ：
- 患者のニーズを同定する
- 治療と介入を一致させる
- アウトカムと有効性を測定する
- 優先順位を設定する
- 資源を配分する

1.3　WHODAS 2.0とは何か

WHODAS 2.0は，実用的かつ一般的な評価票で，母集団レベルまたは臨床診療において，健康と障害を測定することができる。WHODAS 2.0は，6つの領域における機能レベルを把握する (3)：

- 領域1：認知 － 理解と繋がり
- 領域2：可動性 － 動きまわること
- 領域3：セルフケア － 排尿排便，着衣，摂食，一人でいること
- 領域4：他者との交流 － 人と仲良くすること

- 領域5：日常活動-家庭の責任，レジャー，仕事および学校
- 領域6：社会への参加-地域社会活動に加わり，社会に参加すること

　この6つの領域は，Chapter2で詳しく述べるが，既存の研究調査評価票および異文化適用調査を注意深く検討した後，選ばれた。

　6つの全ての領域において，WHODAS 2.0は，成人母集団に対しては，あらゆる文化圏において信頼でき適用可能な，機能と障害に関するプロファイルおよび指針を提供する。

　WHODAS 2.0は，機能の観点からどのような健康状態にあってもそのインパクトに関する共通の評価基準を提供する。またそれは一般的な評価票のため，特定の疾患を対象としない。つまり，疾患が異なっても障害程度を比較することができる。WHODAS 2.0を用いて，健康と健康関連の介入の影響を考え，モニターすることができる。この評価票は，母集団と特定グループ（例えば，多様な精神状態と健康状態の範囲を持つ人々）の健康レベルと障害レベルを評価するのに役立つことが示されている。さらにWHODAS 2.0により，健康および健康関連の介入を考え，疾患のインパクトをモニターすることが容易になった。

　上記したように，WHODAS 2.0は，ICFの概念的枠組みが基礎になっている。全ての領域は，一連の総合的なICF項目から開発されており，ICFの「活動および参加」の構成要素(2)上に直接位置付けられている。ICFと同様に，WHODAS 2.0は，健康と障害を連続したものと捉え，「各機能領域の低下」と定義している。加えてICFと同様にWHODAS 2.0は，疾病学的に中立である。つまり，背景にある病気または以前の健康状態から独立している。この特性により，機能と障害に直接焦点を絞ることができ，機能の評価を病状から分離することができる。

　WHODAS 2.0には，さまざまな版があり，質問項目数と実施にあたっての意図する形態が異なる（詳細はセクション2.4を参照）。完全版には36の質問があり，短縮版には12の質問がある；これらの質問は，回答者が過去30日間に6つの生活領域で体験した機能的難しさを問う。各種の版はPart 3に示すが，素人の面接者，調査対象者本人，または代理人（すなわち家族，友人または介護者）によって運用できる。12項目版は，より詳しい36項目版の内容の81％と同一であるとみなされる。両方の版に母集団基準がある。

1.4　なぜWHODAS 2.0を使用するのか

　健康状態の測定または機能測定としても知られている障害に関する尺度は，すでに数多く出版されている。最も広く使われる評価票の幾つかは，表1.1（p.6）に要約されている。WHODAS 2.0の特徴は，その強固な理論的基盤，心理統計的特徴，多様なグループや環境で

の適用，および使いやすさである。このセクションでは，WHODAS 2.0の主な利点を要約する。

国際生活機能分類への直接リンク

WHODAS 2.0のユニークな特徴は，ICFへ直接リンクしていることである(2)。健康状態を評価するための他の包括的な評価票もICFに重ねることができるが，それらは症状の測定と障害および主観的評価を明確に区別していない。WHODAS 2.0は，ICFの領域を完全に網羅し，身体障害，精神障害および依存症を含むすべての疾患に適用される点で，ユニークである。また，標準評価尺度の中でも，文化的に感度が高い。これはChapter2に詳しく述べる。

異文化間比較

他の障害尺度と異なり，WHODAS 2.0は，世界の19カ国にわたる広範囲な異文化間調査に基づいて開発された。WHODAS 2.0に含まれる項目は，多様な文化圏での健康状態評価がどのようなもので，どのように実施されているかを調査した後に選択された。これは定性的調査(例えば，パイルソーティングおよびコンセプトマッピング[1])のみならず，健康関連用語，重要な情報提供者との面接およびフォーカスグループを用いて達成された(3)。その後，WHODAS 2.0は，多様な文化環境と健常者でテストされ，対象者がどのような社会的背景にあろうと，変化に対する感受性が高いことが示されている。

心理測定的特性

WHODAS 2.0は，優れた心理測定的特性を有する。世界各国で実施された36項目のテスト－再テスト調査では，非常に信頼性が高いことが分かった。全項目が項目反応理論(すなわち，質問票βとテストから集められたデータへの数学的モデルの適用)に基づいて選択された。全体として，この評価票は，異なる文化と患者集団を超えて一貫した，強い因子構造を示した(セクション3.2参照)。検証調査においても，WHODAS 2.0は，他の障害や健康状態の評価票と比較しても，臨床医や代理人の評価でも適切であることが示された(15, 16)。

使いやすさと入手しやすさ

WHODAS 2.0は，約5分で自己記入でき，面接は，20分で実施することができる。評価票は採点と解釈が容易で，自由に利用することができ，30以上の言語で入手可能である。

---

1 「パイルソーティング」は，各人が特定の主題に適したトピックをリストアップし，グループがそのトピックを関連するパイルごとに振り分ける調査手法を指す。「コンセプトマッピング」は，知識を探求したり，情報を集めて共有したりするために使われる概念マップの作成を指す。マップは，ノードまたはセルで構成され，それぞれが概念，項目または質問を含む。ノードはそれらが互いにどのように関係するかを説明するためにラベルを付けた矢印で結び付けられる。

表1.1　一般的な健康状態と障害評価票

評価票とその基準	背景	対象者	測定される健康概念（領域）	項目数	実施者	完了時間（分）
WHODAS 2.0 (3-5)：	WHOによって開発され，ICFに基づく。診断に関わらず，各人が体験する活動制限と参加制約を評価するために考案された	臨床，地域社会および一般集団	認知 可動性 セルフケア 他者との交流 日常活動 社会への参加	36	自己または面接	5～10分 20分
LHS (6)：	ICIDH内でWHOが開発した社会的不利益の記述に基づく	臨床母集団のみ	可動性 見当識 仕事 身体的独立 社会的統合 経済的自立	6	自己	5分
SF-36 (7-9)：	医療アウトカム調査のために開発された；医療従事者，患者，およびヘルスシステムによるケアの結果に対する影響を調べる調査	臨床，地域社会および一般集団	身体機能 身体問題による役割制限 肉体的苦痛 一般的な健康認識 バイタリティ 社会的機能 情緒障害による役割制限 精神保健 健康の推移	36	自己または面接	10分 10分
NHP (10, 11)：	健康と疾病の疫学的調査のために開発された。健康の専門的定義ではなく，健康状態の一般的な認識を反映させるために考案された	臨床，地域社会および一般集団	エネルギーレベル 情緒的反応 身体的可動性 苦痛 社会的孤立 睡眠	パート1：健康問題（38項目） パート2：影響される生活領域（7項目）	自己	5～10分
FIM (12)：	AAPM&RとACRMが後援する調査特別委員会によって開発された。基本的日常活動を行うために，障害を持つ人に必要な支援量を評価するために考案	臨床母集団のみ	セルフケア 排泄コントロール 移乗 移動 意思疎通 社会的認知	18	面接（内科医，看護士，または療法士）	30分
BAI (13, 14)：	日常生活における可動性とセルフケア活動を評価しモニターするために1955年に開発	臨床母集団のみ	排便 排尿 整容 トイレの使用[a] 摂食[a] 移乗 運動・移動[a] 着衣 階段[a] 入浴[a]	5～10	面接（療法士，または他の観察者）	2～5分

AAPM&R：米国物理療法リハビリテーション学会，ACRM：リハビリテーション医療に関する米国議会，BAI：日常生活の活動のバーセル指針，FIM：機能的独立性測定，ICF：国際生活機能分類．ICIDH：国際障害分類，LHS：ロンドン・ハンディキャップ・スケール，NHP：ノッティンガム健康プロファイル，SF-36：MOS SF-36健康調査，WHODAS 2.0：WHO障害評価面接基準2.0
aの項目は5項目版に含まれる。

1.5 マニュアルの目的と構造

1.5.1 目的

このマニュアルは，医療専門家（例えば，公衆衛生学，リハビリテーション，理学療法および専門的療法の領域），医療政策プランナー，社会科学者，および障害と健康に関する研究に関わる個人を対象としている。このマニュアルは，以下を提供する：

- ICFが提供する枠組みと分類に照らした健康状態と障害評価の新たな理解
- WHODAS 2.0の開発，主要特性および適用に関する詳細な概要
- WHODAS 2.0の多様な版を正しく効果的に運用するための総合的手引き

1.5.2 構成

このマニュアルは，3つのパートに分かれ，社会背景情報（Part 1），評価票の実施と採点（Part 2）およびWHODAS 2.0の各版（Part 3）を網羅する。

Part 1の残りの部分であるChapter 2〜4の内容は次の通りである：

- Chapter 2は，WHODAS 2.0の開発について説明する－開発の論理的根拠と概念的背景，および開発プロセスの方法と段階。またこの章では，WHODAS 2.0の各版と面接基準の方法，ソースおよび主な調査結果を紹介する。この章は，障害を健康評価に組み込む技術的基礎と含意をカバーし，ICFとWHODAS 2.0の間のリンクに関する詳細を述べる。
- Chapter 3は，WHODAS 2.0の心理測定的特性に焦点を絞っている。この章は，評価票の信頼性と一貫性，因子構造，変化への感受性，項目反応特性，妥当性，および母集団の特性を説明する。
- Chapter 4は，母集団レベルと臨床レベルでのWHODAS 2.0の使用について概説する。評価票がどのように母集団調査に使われ，また，どのように治療効果の臨床診療と臨床試験において，各患者のアウトカムをモニターするために使われるのかを見る。

Part 2は，実用性に焦点を絞っている。6つの章を含む：

- Chapter 5は，WHODAS 2.0を運用するための多様な形態と指示，評価票の適用に関する一般的な指針，および異なる言語版の開発に関する手引きを述べる。
- Chapter 6は，WHODAS 2.0の採点を扱う。この章は，標本の特徴，項目の計算，領域と

集計得点，母集団基準，および欠測値の処理に関する情報を述べる。
・Chapter 7〜10は，6つの領域すべてに関する質問ごとの明細，さまざまなWHODAS 2.0の版を使用するための詳細な指針，自己テストのための資料，およびトレーニングカリキュラムの見本を提供する。

Part 2の終わりには，用語集と引用文献のリストがある。

上述の通り，このマニュアルのPart 3では，WHODAS 2.0の7種の各版を提供する。

Chapter 2 WHODAS 2.0の開発

本章ではWHODAS 2.0の開発の論理的根拠と概念的背景，および開発プロセスの方法と段階について説明する。また，この章では，WHODAS 2.0各版の評価方法，情報源および主な調査結果を紹介する。この章では，障害を健康評価に組み込むための技術的基盤とその意味を扱い，Chapter 1に述べるICFとWHODAS 2.0の関係を説明する。

2.1 WHODAS 2.0の開発における論理的根拠と概念的背景

1988年に，WHOが出版した最初の障害評価面接基準WHO/DASは，主に精神疾患入院患者の機能を評価するために開発された評価票であった（17〜20）。それ以来，評価票はオランダのフローニンゲンにある「WHO指定研究協力センター」によって大きく改訂され，「フローニンゲン社会的障害面接基準」（GSDS）として発表されている（21, 22）。

WHODAS 2.0は，ICFの考えを反映させるために開発されており，他の評価票とは全く異なるものである。WHOは，健康分類として，また，障害の完全な体験に基づくモデルとしてICFを開発した。ICFの障害統計は，その原因が何であれ，身体状態および精神状態を問わず，全ての健康状態の障害者の負担を評価するための評価基準を提供する。

表2.1に示すように，ICFは障害レベルと対応する3つの機能レベルに基づいている。

表2.1 国際生活機能分類（ICF）（2）に使われる機能と障害のレベル

機能レベル	対応する障害レベル
身体機能と構造	機能障害
活動	活動制限
参加	参加制約

人の機能は，健康状態の連続体と理解され，誰もが身体的，個人的および社会的レベルで各領域において一定程度の機能を発揮する。

ICFは障害を，個人の問題としてではなく，社会的文脈における健康体験として概念化している。ICFに組み込まれた生物，心理，社会的モデルによると，障害と機能は，健康状態（疾病，疾患および負傷）と社会的文脈因子の間の相互作用の結果である。このモデルは，障害が多次元的で，個人の属性とその人の身体的，社会的および態度的環境の間の相互作用の産物であることを認識する。また，このモデルは，障害の視点を広げ，機能と障害への医学的，個人的，社会的および環境的な影響を調べることを可能にする。

このマニュアルの著者は，WHODAS 2.0の使用者がICFの序文および付属する教育資料を読むことを強く推奨している。どちらもWHOホームページで入手可能である[1]。

WHODAS 2.0は，ICFの主な特徴を反映させることを目指している。これは，医療診断に関係なく，個人が体験する活動の制限と参加への制約を評価するために考案された。

WHODAS 2.0は，WHOと米国における次の組織の協力を通じて開発された：国立衛生研究所(NIH)，米国国立精神衛生研究所(NIMH)，国立アルコール乱用・依存症研究所(NIAAA)，および国立薬物乱用研究所(NIDA)。このプロジェクトは，「障害の評価と分類に関するWHO/NIH共同プロジェクト」と称する。

2.2 WHOクオリティ・オブ・ライフ評価票との関係

WHOは，クオリティ・オブ・ライフ（WHOQOL[2]）評価票も開発しており，これは生活の多様な領域における主観的な満足状態を評価するものである(23)。概念的には，クオリティ・オブ・ライフの構成概念と機能は，置き換え可能と考えられる。これらの構成概念は，確かに相互に関連しているが，WHODAS 2.0は，機能（すなわち，所定の生活圏での客観的パフォーマンス）を測定する一方，WHOQOLは，主観的満足状態（すなわち，所定の生活圏における人のパフォーマンスに関する満足感）を測定する。理想的には，両方の評価票を使うべきである。WHODAS 2.0が特定の領域において，人が「する」ことを問う一方，WHOQOLは，人がその領域で「感じる」ことを問う。

2.3 WHODAS 2.0の開発プロセス

WHODAS 2.0を開発するために使われた方法には，幾つかのユニークな特徴があった。それらは次の通りである：

・異なる環境（下記に詳しく述べる）において，健康と障害を評価する1つの包括的評価票を開発することを目指した国際的共同アプローチ；
・多様な文化と環境圏において，WHODAS 2.0が高い水準の機能と評価基準を確保するために実施した異文化間適用性調査プロトコル

1　http://who.int/classifications/icf
2　http://who.int/whoqol

・新しい評価票とICFを直接リンク可能にするためのICF改訂版との関連

共同研究アプローチ

　文化的に多様なセンターが評価票の6つの領域の運用，質問文の作成と選択，反応尺度の作成，および予備調査の実施に関与した。このように，標準化および環境と解釈の等価性などの問題が開発過程で最優先された。共同研究作業が真に国際的であることを示すため，フィールドの各センターは，環境，工業化レベル，利用可能なヘルスサービス，および健康と障害の測定に関する他の指針（例えば，家族の役割，時間的視点，自己の視点および支配的な宗教）に基づいて選択された。

　WHODAS 2.0の開発においては，広範囲で厳密な国際共同研究調査が実施された。それには，以下が含まれる。

・機能および障害の概念化と測定に関する文献の批判的見直し，および関連評価票の批判的見直し(24, 25)
・組織的な異文化間適用性調査(3)，および
・評価票を開発し，精緻化するための一連の体験的フィールド調査

　これらのステップを下記に説明する。

既存の評価票の再検討

　WHODAS 2.0の開発に備えて，WHOは既存の評価票を見直すために，国際的な専門家から成る「評価票に関する調査特別委員会」を結集した。調査特別委員会は，障害，ハンディキャップ，QOL，および他の健康状態（例えば，日常生活の活動，日常生活の器具を用いた活動，全体的または固有な尺度，主観的満足，およびQOLなど）を含む広範囲な評価票を選択した。見直されたおよそ300の評価票は，理論的枠組み，専門用語，測定される構成概念，評価戦略，評価される技能レベル，評価目標と価値の焦点化という点でかなりの多様性を反映していた。この多様性にもかかわらず，さまざまな「項目」プールを（すなわち，機能と障害の中核領域）を精緻化し，ICFとリンクさせることができた。

　評価票に関する情報は，共通の項目プールとその出自，心理統計的側面を示すデータベースにまとめられた。2年間にわたって，調査特別委員会は，ICFを共通の枠組みとして用い，データと項目プールを検討した。こうした見直しを行うことで，WHODAS 2.0は，既存のすべての評価票の知識ベースから良い点を得ることができた。またこれは，新しい評価票が改定版ICFと一致することを意味した。

注意深い検討と予備調査を経て（下記の参照），調査特別委員会は，それらの項目を次の6領域に分類した：

- 領域1：認知 − 意思の疎通と思考活動を評価する；評価される固有領域は，集中力，記憶力，問題解決，学習および意思の疎通を含む。
- 領域2：可動性 − 立つこと，家の中を動き回ること，家の外に出ること，および長距離を歩くことを評価する。
- 領域3：セルフケア − 排便排尿，着衣，摂食，および一人でいることを評価する。
- 領域4：他者との交流 − 他人との対話，および健康状態によりこの生活領域で遭遇するかもしれない難しさを評価する；この情況では，「他人」は親しいかよく知っている人々（例えば，配偶者やパートナー，家族のメンバーまたは親しい友人），および，よく知らない人々（例えば，見知らぬ人々）を含む。
- 領域5：日常活動 − 日常活動の難しさを評価する（すなわち，家庭的責任，レジャー，仕事，および学校を含めて人々がたいていの日に行うこと）。
- 領域6：社会への参加 − 地域社会活動などの社会的側面を評価する；回答者を取り巻く身辺のバリアや妨害；および，個人の尊厳の維持などの面での問題。質問は，ICFの社会への参加のみを意味するのではなく，回答者の健康状態が影響を及ぼすさまざまな文脈的（個人および環境）因子が含まれる。

異文化間適用性調査

WHODAS 2.0が異文化比較をしても意味があり，妥当であることを保証するために，組織的な調査が開始された。異文化間適用性調査（CAR）では，さまざまな質的手法を用いて，多様な文化における健康状態評価の性質と実践について調べられた(3)。調査は，健康関連用語の言語分析，主な情報提供者の面接，フォーカスグループ，およびパイルソーティングとコンセプトマッピング（並行して行われた）などの準定量的手法を含んでいた。情報は障害の概念化と日常機能の重要な領域に関する情報が集められた。

調査により，一般的に受け入れ可能と思われる構成概念，各領域の基準値と閾値，および評価票に用いることが可能な言葉遣いとその範囲に関する深い洞察が提供された。また，調査は，信頼できる有効な評価票を構築するためにさらに厳密な調査と注意が必要な領域，および取り組む必要がある身体状態と精神状態の間の対応性に関する問題を浮き彫りにした。この調査により，正式なフィールド調査に使用される6つの領域に分類される96項目から成るWHODAS 2.0の版が作成され，さらに，項目数を減らし，かつ信頼性を高めるための調査が計画された。

フィールド調査の信頼性と妥当性

　WHODAS 2.0の心理統計的特性は，ボックス2.1と2.2に概略するように，同一の研究計画を適用するマルチセンターデザインを用いて，国際調査の2つの流れに沿って調査された。調査場所は，WHO各地域の地理的代表性（文化的，言語的ばらつきを考慮に入れて），および各種の母集団にアクセスできるか，またその集団での調査実施が適切かどうかを考慮し，選ばれた。各段階において，一般的な調査デザインには，各地で次の4種のグループから抽出される同数の被験者が必要であった。

- 一般母集団
- 身体障害を持つ母集団
- 精神障害または情緒障害を持つ母集団
- アルコールおよび薬物使用に関する問題を持つ母集団

　それぞれの地域で性別を均一に配分した18歳以上の被験者が抽出された。各被験者に調査内容を説明し，WHOの倫理基準に明記される通りインフォームドコンセントを得た。

　領域5－日常活動－対象者には，就業者，自営業者，退職者および無職者が含まれた。従って，すべての結果は，主な2つのカテゴリ，仕事による分類（すなわち，有給雇用と報告した人々）と全対象者に分けられた。領域5のWHODAS 2.0の得点は，仕事による分類された対象者とは別に計算される。

　第一次調査（ボックス2.1参照）では，経験的なフィードバックを得るために，まず，WHODAS 2.0の96項目版を使用した。これにより，冗長な項目，短縮版の性能，および評価等級と時間枠の適用性を判定した。次の8つのステップがこの調査に含まれた。

1. 言語分析が難しい場合の評価票と関連資料の完全な言語翻訳と逆翻訳
2. WHODAS 2.0面接者版の適用
3. 面接の実行可能性および診断についての追加データの収集
4. 被験者，面接者および他の専門家と共に認知的な短時間の面接調査と質的調査
5. WHODAS 2.0のフォーカスグループ
6. MOS SF-12健康調査（SF-12），36版（SF-36）（7, 26），およびロンドン・ハンディキャップ・スケール（LHS）（6）の同時適用
7. WHOQOL（23）またはWHOQOL短縮版（WHOQOL-BREF）（27）の同時適用
8. ICFチェックリストの任意使用（28）

ボックス2.1　WHODAS 2.0フィールド調査：項目削減と実行可能性

調査地点：調査は下記の21地点で実施された；

地点	n	地点	n
オーストリア（インスブルック）	50	オランダ（ハーグ）	47
カンボジア（プノンペン）	50	ナイジェリア（イバダン）	50
中国（北京）	50	ペルー（リマ）	59
キューバ（ハバナ）	50	ルーマニア（ティミショアラ）	50
ギリシャ（アテネ）	48	スペイン（サンタンデル）	54
インド1（バンガロール）	283	チュニジア（チュニス）	50
インド2（デリー）	154	トルコ（アンカラ）	49
イタリア（ローマ）	20	英国（ロンドン）	35
日本	50	米国1（ミシガン）	152
レバノン	37	米国2（シアトル）	43
ルクセンブルグ（ルクセンブルグ）	50		

サンプルの特徴

出所：	n	%
一般母集団	262	18.3
身体障害	418	29.3
精神障害または情緒障害	394	27.6
アルコール関連問題	195	13.6
薬物使用関連問題	162	11.3
性別：		
女性	651	45.5
男性	780	54.5
年齢：		
55歳未満	1078	75.3
55歳およびそれ以上	353	24.7

障害の持続期間を究明するための異なる手法での調査1（合計n=651）

調査地点：調査は下記に記載する7つの地点で開始された；

地点	n	地点	n
カンボジア（プノンペン）	100	レバノン（ベイルート）	50
ドイツ（ハンブルグ）	69	ルーマニア（ティミショアラ）	101
インド（バンガロール）	138	チュニジア（チュニス）	100
インド（デリー）	93		

比較基準に関する調査（明示的対黙示的）（合計n=396）
調査はインドでは1カ所で開始された（バンガロール）

ボックス2.2　WHODAS 2.0フィールド調査：信頼性と妥当性

調査地点：調査は下記に記載する16の地点で開始された；

地点	n	地点	n
オーストリア（インスブルック）	50	ルクセンブルグ（ルクセンブルグ）	98
カンボジア（プノンペン）	98	オランダ（ハーグ）	50
中国（北京）	100	ナイジェリア（イバダン）	140
ギリシャ（アテネ）	96	ルーマニア（ティミショアラ）	108
インド1（バンガロール）	100	ロシア連邦（モスクワ）	105
インド2（チェンナイ）	100	スペイン（サンタンデル）	99
インド2（デリー）	95	チュニジア（チュニス）	123
イタリア（ローマ）	96	米国（複数）	57

サンプルの特徴

出所：	n	%
一般母集団	366	23.4
身体障害	405	25.9
精神障害または情緒障害	402	25.7
アルコール関連問題	225	14.4
薬物使用関連問題	167	10.7
性別：		
女性	641	41.0
男性	924	59.0
年齢：		
55歳未満	1304	83.3
55歳およびそれ以上	261	16.7

　第一次調査のデータ分析は，項目数を96からさらに合理的な数に減らすこと，および評価票を短縮するが6領域を維持することができる心理統計的特性および因子構造を調べることに焦点を絞った。

　WHODAS 2.0の最終項目を選択するために，下記の基準が使われた。

・フィールド調査の質的な部分（専門家の意見，認知報告，面接者のフィードバック）と，欠測値の定量分析（例えば，特定の文化圏で10%以上の欠測値を見た項目）に基づいて，評価された文化的許容性（29）；
・その項目が配置された領域で，0.6より高くなる必要があった因子負荷（4）；
・項目の最小限クロス負荷（すなわち，複数領域での負荷）；

- 項目反応理論（Mokken（30）などのノンパラメトリック手法およびBimbaumモデル（31）などのパラメトリック手法）から導出されるモデルを用いて評価された全てのレベルにおける高い判別力
- 最小限の冗長性（例えば「短時間立っている」および「長時間立っている」など，2つの関連する項目のうち1つの除去）。

古典的テスト理論と項目反応理論の分析に基づいて，96項目版は，34項目に減らされた（4）。その後，フィールドの面接者と専門家の意見調査からの情報に基づいて，さらに2つの項目が追加された－追加項目の1つは性行動の制約，もう1つは，被験者の健康状態が家族に及ぼす影響に関するものであった。

第2次調査には，ボックス2.2（4, 15）に要約するように，さまざまな地点と様々な母集団において改定版の心理統計的特性を試験することが含まれた。WHODAS 2.0の36項目版の心理統計的特性は，Chapter 3にまとめられている。

2.4　WHODAS 2.0の最終構造

WHODAS 2.0の3つの版が開発された－36項目版，12項目版および12+24項目版であり，それぞれを下記に説明する。いずれの版も，面接前30日間において選択された6領域（上記のセクション2.3に掲載）の機能の難しさを質問するものである。

必要とされる情報，調査デザイン，および時間の制約に基づき，使用者はWHODAS 2.0の3つの版から選ぶことができる。

36項目版

3つの版のうち，WHODAS 2.0の36項目版は最も詳細である。使用者は，この版を使って機能に関する6領域の得点を算出し，全体的機能の得点を計算することができる。

各項目への肯定的な回答に対するフォローアップの質問として，回答者が特に難しさを感じた日数（過去30日間）を尋ねる。36項目版は，3種のフォームで利用可能である－面接者版，自己記入版，および代理人記入版。

面接に基づく36項目面接者版の平均面接時間は20分である。

12項目版

WHODAS 2.0の12項目版は，長い調査票が使えない，時間的制約があるような健康アウト

カム研究や包括的機能の調査における，短時間評価をする際に役立つ．12項目版は，36項目版の分散の81％を説明する．36項目版と同じように，12項目版は，3種のフォームで利用可能である－面接者版，自己記入版，代理人記入版．

面接に基づく12項目面接者版の平均面接時間は5分である．

12+24項目版

WHODAS 2.0の12+24項目版は，12項目版と36項目版の単純な混合版である．まず，問題のある機能領域を調べるために12項目を使用する．最初の12項目への肯定回答に基づいて，回答者には，最高で24項目までの追加質問が提供される．従って，これは単に，否定的な反応を避けながら，36項目すべてに回答を求める評価票である．12+24項目版は，面接またはコンピュータ対応型検査によってのみ運用できる．

肯定回答の得られた各項目に関して，フォローアップ質問は，回答者がその状態を体験した日数（過去30日間）を尋ねる．12+24項目版の平均面接時間は20分である．

Chapter 3 WHODAS 2.0の心理統計的特性

　本章では，WHODAS 2.0の心理統計的特性について報告する。ここでは世界中の国々で行われた広範なフィールド調査を説明する。これらのテストを通じて，WHODAS 2.0は，高い信頼性と項目反応特性，並びに異なる文化や異なる患者集団においても，一貫して強固な因子構造があることが明らかになった。この章では，妥当性調査についても説明するが，この調査は，WHODAS 2.0を用いて得られた結果が，障害や健康の状態に関する他の尺度の結果，あるいは臨床医と代理人の評価と一貫していることを示している。

3.1　テスト-再テストの信頼性と内的一貫性

　Chapter 2で説明したように，WHODAS 2.0のテスト-再テストの信頼性と内的一貫性は，第二次調査中に判定された。標準テスト-再テストデザインが使われ，2回目のセッションは2度の面接で引用する時間枠が最も重複するように最初の面接から7日以内（平均間隔は2.4日±1.6日）に行われた。1回目と2回目の面接は，別々の面接者によって行われた。

　項目レベル，領域レベル，および評価票全体（全体的）レベルに関してまとめた信頼性分析の結果を図3.1に示す。テスト-再テストの信頼性は，項目レベルで6.9～0.89，領域レベルで0.93～0.96，全体レベルで0.98のクラス内係数を有した。

　領域レベルと集計レベルでの内的一貫性は，最初の面接（タイム1）の回答に基づいて，項目合計係数およびクロンバック α [1]（変数または項目のセットがどれくらいうまく1つの一次元的潜在構成概念を測定するかを測る）を使って調べられた。一般的に，これらの値は，「許容可能」から「非常によい」の範囲であった。サンプル全体に関する項目合計値の範囲は表3.1に示す。

---

[1] クロンバック α は，変数または項目のセットがどのようにうまく1つの一次元的潜在構成概念を測定するかを調べる手段である。

図3.1　WHODAS 2.0の信頼性：テスト－再テストの概要[a]

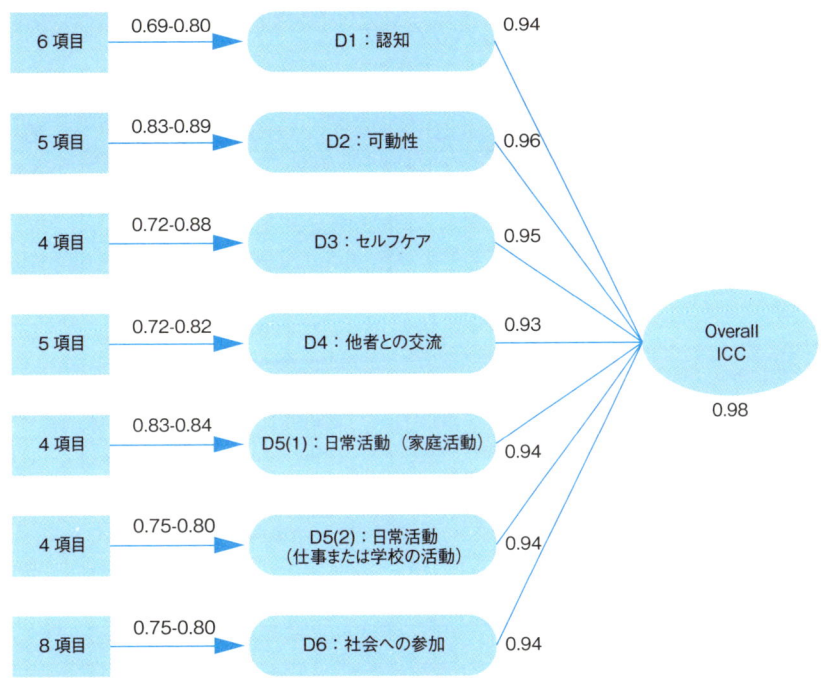

D領域；ICC，クラス内係数
a 第二次調査（n合計=1565，ICCのnは領域に依存する；例えば，何人の回答者が2つの時点で全ての項目に回答したかによる；
　D1, 1448；D2, 1529；D3, 1430；D4, 1222；D5（1）, 1399；D5（2）－報酬を得る仕事に関してのみ，808；D6, 1431

表3.1　サンプル全体の項目合計値の範囲

領域	範囲
1	0.59～070
2	0.74～0.79
3	0.47～0.73
4	0.52～0.76
5	0.88～0.94
6	0.54～0.74

表3.2に見るように，クロンバックαのレベルは，全体的に非常に高かった。

表3.2 サンプル全体およびサブグループ別のWHODAS 2.0領域[a]と合計得点に関するクロンバックα値

	\multicolumn{8}{c}{Domain}
	1	2	3	4	5(1)	5(2)	6	Total
n	1444	1524	1425	1217	1396	807	1428	578
クロンバックα 合計得点 n=1565	0.94	0.96	0.95	0.94	0.94	0.94	0.95	0.98
母集団グループ								
一般	0.93	0.96	0.94	0.93	0.91	0.95	0.93	0.97
薬物	0.91	0.94	0.92	0.88	0.92	0.89	0.94	0.98
アルコール	0.93	0.91	0.87	0.94	0.93	0.90	0.93	0.98
精神	0.94	0.93	0.92	0.94	0.92	0.94	0.93	0.98
身体	0.92	0.96	0.96	0.92	0.95	0.94	0.94	0.97
性別								
女性	0.95	0.96	0.95	0.96	0.94	0.96	0.97	0.99
男性	0.92	0.96	0.95	0.91	0.94	0.93	0.94	0.98
年齢								
<55歳	0.94	0.96	0.95	0.94	0.94	0.94	0.96	0.98
≧55歳	0.90	0.95	0.94	0.93	0.93	0.99	0.95	0.99

[a] 領域=1：認知，2：可動性　3：セルフケア，4：他者との交流，5(1)：日常活動（家庭活動），5(2)：日常活動（仕事または学校の活動），6：社会への参加

3.2　因子構造

第一次調査の因子分析は，1つの一般的障害因子を6領域に入れることで，2つのレベルの階層的構造を明らかにした（図3.2を参照）。ほとんどの質問は，理論的に割り当てられた領域に最もよく適合し，領域の一次元性を裏付けた。例外は，実際は領域6に属するレジャーに関する質問が領域5（日常活動）にあることだった。

最初の一般的因子によって説明される分散は次の通りであった：

- 領域1：認知 – 47％
- 領域2：可動性 – 54％
- 領域3：セルフケア – 54％
- 領域4：他者との交流 – 62％
- 領域5：日常活動 – 31％
- 領域6：社会への参加 – 51％

図3.2　WHODAS 2.0の因子構造[a]

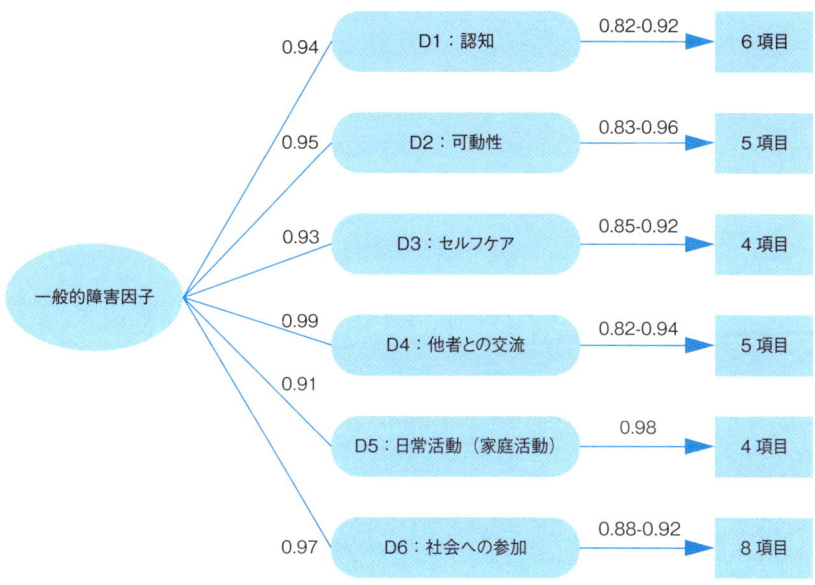

a 第一次調査の確認的因子分析（仕事別の区分なしで$n=1050$）

　確認的因子分析は，項目の因子構造と領域の間，および領域と一般的障害因子の間に強い関連性を示した。これらの結果もまた，領域の一次元性を裏付けた。この因子構造は，異なる研究サイトや異なる母集団においても類似していた。第二次調査の因子分析も実質的にこれらの結果を再現するものとなった。

3.3　変化に対する異文化間感度

　WHODAS 2.0の反応性研究は，世界中のさまざまな健常者集団と治療環境で行われてきた；その結果を図3.3に示す。すべての調査は，共通のプロトコルに従って実施され，WHODAS 2.0の36項目面接版は少なくとも二度にわたって実施された－調査開始時とフォローアップ時に，今一度評価する（少なくとも4週間後）。各調査では，他の障害尺度（例えば，LHSまたはSF-36－Chapter 1の表1.1を参照）も両方の時点で施行し，障害重症度を臨床医の判断または標準化された尺度（例えば，臨床全般印象，ハミルトンうつ病評価尺度）に基づいて評価した。

　全体として，WHODAS 2.0は，少なくとも社会的機能に関する他の尺度と同程度に変化に対して敏感であることが分かった。それぞれの調査研究における効果量は，英国のうつ病高齢者の外来診療に関する0.46から，新たに引用された中国の統合失調症の外来診療に関する1.38の範囲にわたった（29）。図3.3は，各調査におけるWHOSDAS 2.0の得点の減少を示している。

図3.3　フォローアップ評価におけるWHODAS 2.0のパーセンテージ減少

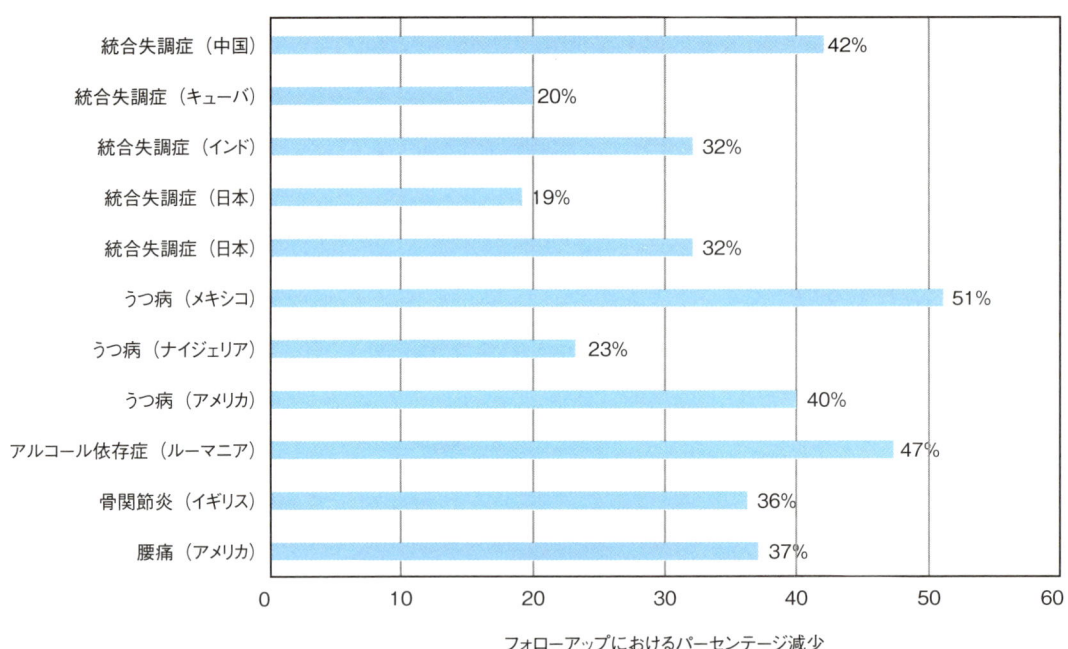

　異なる研究における回答者データをプールした多重解析は，集計変化得点が社会人口学的要因によって影響されないこと，WHODAS 2.0が文化を超えて適用可能であることを示している。

3.4　項目反応特性

　第2次調査において，WHODAS 2.0項目は，二分法－なし（「0」の評価）対，何らかの制限あり（「1」・「2」・「3」・「4」の評価），およびそれらのオリジナル5段階評価のリッカート尺度を用いて調べられた。二分法では，Raschモデルを2つのサンプルと2つの版に適用した（すなわち，仕事の項目対仕事を除く項目を含む）。多値項目では，序数項目ステップの仮定は，部分採点モデル（Rasch尺度の多値拡張として見ることができる）で推定される隣接カテゴリ間の条件付き推移確率を調べることによって評価された。

　その結果，WHODAS 2.0の二分法は，Rasch仮定に適合し，多値項目反応モデルでは，項目の数が記録された場合，部分採点モデルに適合することが示された（Chapter 6を参照）。

3.5 妥当性

表面的妥当性

表面的妥当性－つまり，評価票が測定するべき対象を測定することを示す指標－の観点から，64％の専門家が，WHODAS 2.0の内容は，ICFの定義通りに障害を測定していることに同意した。

WHODAS 2.0の尺度特性は，各種の治療群別においても望ましい方向で有意な得点を示した。全ての治療群（薬物，アルコール，身体および精神）は，母集団グループよりも著しく高い得点（すなわち大きな障害を持っていた）を示し，WHODAS 2.0は，内在する病気と障害の範囲にわたる機能の問題に感受性が高いことを示した。同一の治療群内では，領域のプロファイルは予想されるものと一致した。例えば，身体障害のグループは，可動性［領域2］とセルフケア［領域3］）を重視する領域で，他のすべてのグループより著しく悪い得点であった。一方，薬物グループは，社会への参加（領域6）に関して他のグループよりも著しく悪い得点であった。図3.4は，サブグループにおける各領域のプロファイルを示す。

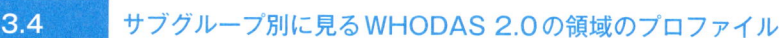

図3.4 サブグループ別に見るWHODAS 2.0の領域のプロファイル

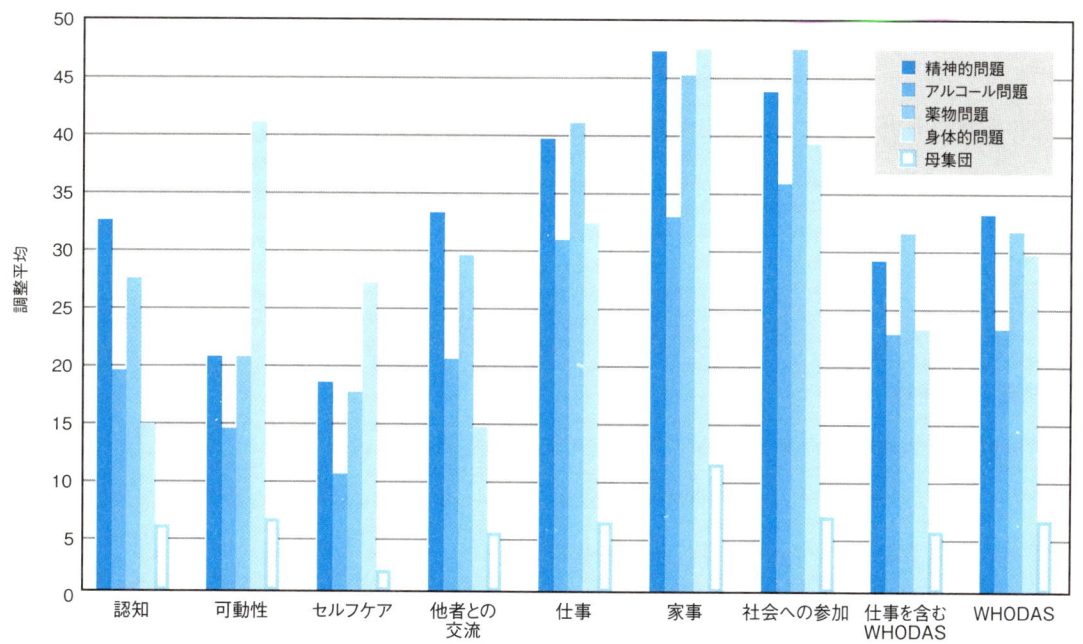

同時妥当性

第二次調査では，多くの国々とさまざまな母集団においてWHODAS 2.0を，他の確立され

た評価票と共に使用した；確立された評価票とは，例えば，LHS，MOS FS36健康調査（FS-36），SF-12，機能的自立性測定（FIM），WHOQOL-100，およびWHOQOL/BREFなどであった（15）。

表3.3　WHODAS 2.0評価票と関連評価票との間の相関係数

WHODAS 2.0 領域	SF36 (n=608-658/ SF12 (n=93-94)[a,b]	WHOQOL (n=257-288)	LHS (n=662-839)	FIM[c] (n=68-82)
1－認知	-0.19 / -0.10	-0.50	-0.62	-0.53
2－可動性	-0.6.8 / -0.69	-0.50	-0.53	-0.78
3－セルフケア	-0.55 / -0.52	-0.48	-0.58	-0.75
4－他者との交流	-0.21 / -0.21	-0.54	-0.50	-0.34
5(1)－日常活動（家事）	-0.54 / -0.46	-0.57	-0.64	-0.60
5(2)－日常活動（仕事）	-0.59 / -0.64 (n=372/42)	-0.63 (n=166)	-0.52 (n=498)	-0.52 (n=23)
6－社会への参加	-0.55 / -0.43	-0.66	-0.62	-0.62

FIM機能的自立性測定；LHSロンドン・ハンディキャップ・スケール；MOS FS12健康調査；（FS-36），MOS FS-36健康調査；WHOQOL-100，およびWHOクオリティ・オブ・ライフプロジェクト。
a カッコ内の数は，相関関係を示す回答者の最小数と最大数。「仕事」に該当するnは，この一連の質問が報酬を支払われる仕事を持つ人々を指すため，その数は低いと考えられたので，これらの結果は別に述べる。
b WHODAS 2.0の領域1と4に関する相関係数では，SFモデルの得点が使われた；他のすべての領域にはSF身体得点が使われた。
c 領域1には，FIM認知得点が相関関係のベースとして使われた；領域2には，FIM動きまわることが使われた；他のすべての領域にはFIM得点全体が使われた。

　表3.3は，これらの結果をまとめたもので，LHS，FIMおよびSFの関連領域との相関係数を示している。予想された通り，類似の構成概念を測定する特定の領域との間に，最も高い相関関係が見られた；特に，FIMとWHODAS 2.0の可動性に関する領域では高い相関関係がみられた。他の領域の相関係数は，0.45と0.65の間であり，WHODAS 2.0の次元と確立された評価票の間の構成概念には類似性があったが，WHODAS 2.0ではさらに特徴的な点も浮き彫りにされた。

構成概念妥当性

　構成概念妥当性は，対象となる構成の次元やその範囲によってカバーする領域（単独でも合同でも），また，予想される範囲間の相互関係（内的にも外的にも）を明白に特定する。構成概念が妥当であるかどうかの根拠は，新しい尺度が既存の同じ構成概念の尺度と相関し，またどの程度区別されるかから判断できる。

　また，構成概念妥当性とは，調査による推論が，内在する構成概念に一般化できる程度を示すものである（32）。この定義に従うならば，WHODAS 2.0は，構成概念妥当性を有する。一定の健康状態（例えば，白内障，股関節障害や膝の問題，うつ病，統合失調症またはアルコール問題）を持つ人々の中で，WHODAS 2.0は，治療後の機能の改善を示すことができ

図3.5　うつ病の治療を受けている場合の変化に対するWHODAS 2.0の感度(29)

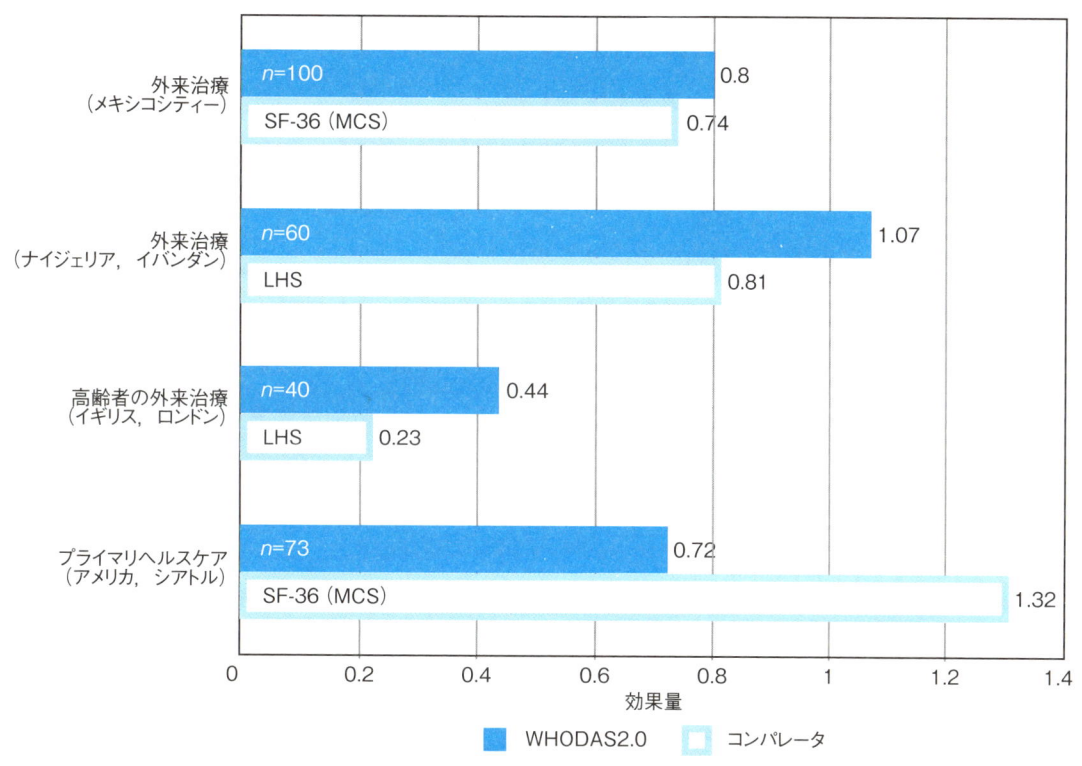

LHS ロンドン・ハンディキャップ・スケール；SF-36 MOS FS36健康調査；MSC 精神的健康を表すサマリー得点
注記：結果は効果量として報告される（平均/SD1の変化），用語集参照

る。この特徴は，「変化への感受性」または「評価票への反応性」とも称する（セクション3.3を参照）。WHODAS 2.0のフィールド調査で行われた医療サービスにおける研究調査の結果(29)，WHODAS 2.0は，治療回答者の機能変化をみるのに十分感受性が高いことが示された。この変化は，統計的に有意であり，同じような目的のフィールド調査に用いられるすでに確立した評価票に匹敵するか，それよりも良い結果を示した。図3.5は，うつ病の治療を受けている人々におけるWHODAS 2.0の変化への感度を説明している。

3.6　一般の健常者集団におけるWHODAS 2.0

　WHODAS 2.0の信頼性と同時妥当性の実証に続いて，大規模母集団調査で評価票の特性をテストし，WHODAS 2.0の採点基準を確立するための調査が開始された。この調査は，「健康と反応性に関するWHO多国間調査研究2000-2001（MCSS）」の一部として中国，コロンビア，エジプト，ジョージア，インド，インドネシア，イラン・イスラム共和国，レバノン，メキシ

コ，ナイジェリア，シンガポール，スロバキア，シリア，およびトルコで行われた(34)。サンプルは，確率論的手法を使って選択された，国または地域を代表するものであった。調査には，WHODAS 2.0の36項目版から21項目を用いた；この調査では，主観的な健康状態を測定し，さらに認知，可動性，視力のテストも実施した。

MCSSは，母集団におけるWHODAS 2.0の使用可能性を実証し，評価票が多様な母集団グループにおいて同じ心理統計的特性を有することを示した。これはまた，現在，異なる調査母集団の比較ができる基準得点のためのデータを提供した。

その後，MCSSの結果に基づいて，同じ概念を70カ国で行われたWHO世界健康調査(WHS)にも適用し，これらの構成概念の有用性を再び確認した(35)。それ以来，評価票は，精神障害および身体障害のインパクトを測定するために，WHO世界精神保健調査でその修正版が使われている(36, 37)。

Chapter 4 WHODAS 2.0の使用法

本章では母集団レベルおよび臨床レベルでのWHODAS 2.0の使用法を概略する。例として，評価票を母集団調査および登録用，臨床診療と治療効果の臨床試験における各患者のアウトカムをモニターするために使用する方法を述べる。

4.1 WHODAS 2.0のアプリケーション

WHODAS 2.0は，複数の目的のために多様な環境で使用できる一般的健康状態の評価である。表4.1は，一般母集団と特定母集団の調査におけるWHODAS 2.0のアプリケーションの概要を含む。さらに，WHODAS 2.0アプリケーションに関する情報は，WHODAS 2.0ホームページの使用者データベースに提供されている[1]。

表4.1　WHODAS 2.0の母集団調査のアプリケーション

アプリケーション名	アプリケーションの概要
健康と反応性に関する多国間調査研究2000-2001（MCSS）および世界健康調査（WHS）：	母集団の特徴：各国の一般的な世帯を対象とした対面式調査。MCSSは10カ国で行われた（n=130,000），WHSは70カ国で行われた（n=240,000）。 使用したWHODAS2.0の版：MSCC：12項目版と36項目版からの抜粋項目，および機能障害のレベルに関する質問；WHS：12項目版と機能障害に関する質問モジュールから作られた。 主な調査結果：WHOSDAS 2.0母集団基準の妥当性：機能の領域固有レベルと全体レベルおよび障害患者数（34,35）。
世界精神保健調査（WMHS）：	母集団の特徴：各国の一般的成人からなる母集団サンプル（n=12,992）。 使用したWHOSDAS 2.0版：12項目版。 主な調査結果：「欧州における精神障害の疫学研究」に使われるWHODAS 2.0の因子構造，内部的一貫性，および区別妥当性（38）。 他の下位調査からの結果： ・機能の複数領域に対する精神障害と身体障害の関連を調べ比較した。WHODAS 2.0が機能状態の測定に，また，WHO統合国際診断面接（CIDI）が精神障害の測定に使われた（39,40）。 ・結果は，ヨーロッパ6カ国において，精神健康状態，特定精神障害および特定身体障害が勤労不能とクオリティ・オブ・ライフに強く影響することを示した（41）。
高齢化に関する広域調査：	母集団の特徴：6カ国（中国，ガーナ，インド，メキシコ，ロシア連邦，南アフリカ）を代表するサンプルから，年齢50歳以上の母集団を重視した縦割り調査プログラム。 使用したWHODAS 2.0版：12項目版。 主な調査結果：進行中

1　http://www.who.int/whodas

アプリケーション名	アプリケーションの概要
障害統計の改善に関する国連アジア太平洋経済社会委員会（UNESACAP）：	母集団の特徴：5カ国（フィジー，インドネシア，モンゴリア，フィリピン）の母集団を代表するサンプル。 使用したWHODAS 2.0版：36項目版およびWHSの機能障害に関する質問モジュールのレベル。 主な調査結果：WHODAS 2.0とWHS質問は，文化を超えて優れた特異性と感度，予測的妥当性，信頼性，解釈可能性，および認知理解を示した。質問は調査の障害質問モジュールの一部になるように推薦された（42）。
アイルランドの国立身体・感覚障害者データベース（NPSDD）：	母集団の特徴：データベースに現在登録されている国内母集団（n=5,191）。 使用したWHODAS 2.0版：12項目版。 主な調査結果：WHODAS 2.0は，アイルランドの国立身体・感覚障害者データベースで日常的報告のための指標セットの一部として使われる。このデータベースは，WHODAS 2.0の領域全体にわたる登録母集団の障害プロファイルを提供する（43，44）。
障害者に関するニカラグア調査：	母集団の特徴：国と地方の代表的サンプル。 使用したWHODAS版：36項目版。 主な調査結果：障害患者数は，WHODAS 2.0に基づくツールを使って測定された。障害患者数は以前の推定より高かった；他の推定は欠損症に焦点を絞った。この調査は，ICFとWHODAS 2.0の有用性を示した（45）。
パフォーマンス評価全国調査（メキシコ）：	母集団の特徴：国と地方の代表的サンプル（n=39,000世帯）。 使用したWHODAS版：36項目；調査は8つの健康領域の測定を含んだ。 主な調査結果：WHODAS 2.0採点アルゴリズムを使って，障害患者数が国レベルと地方レベルで推定された。結果は，母集団レベルでのICF主体の測定アプローチの有用性を実証した。さらに，その結果は国レベルと地方レベルでの健康寿命を推定するためのインプットとして使われた（46）。
障害に関する最初の全国調査（チリ）：	母集団の特徴：国と地方の代表的サンプル（n=13,350世帯）。 使用したWHODAS版：36項目版。 主な調査結果：WHODAS 2.0に基づいて，障害患者数と重症度レベルが国レベルと地方レベルで推定された。結果は，チリの障害の性質と範囲を理解するのに役立ち，政策決定と資源割り当てに有用であった（47）。
ニカラグアにおける障害認定：	母集団の特徴：障害を有する母集団。 使用したWHODAS版：36項目版。 主な調査結果：WHODAS 2.0を使った障害の特徴と認定。関連付けられた変数の識別および地方情況におけるICF主体のツールとしてWHODAS 2.0の有用性の検証（48）。
パナマにおける障害数と特徴化の調査：	母集団の特徴：国と地方の代表的サンプル。 使用したWHODAS版：36項目。 主な調査結果：国と地方の障害患者数が推定された。WHODASを基にした質問票がサンプルに適用された。障害の国勢地図帳が，この調査の結果を使って作成された（49）。
津波復旧に係るインパクト評価とモニター・システム（TRIAMS）：	母集団の特徴：インドネシア（n=10,859）とタイ（n=1,190）の津波被災地域における世帯調査。 使用したWHODAS 2.0版：12項目版。 主な調査結果：津波被災地域の母集団は，全母集団基準よりも悪い機能レベルを示した。WHODAS 2.0が津波被災地域における健康アウトカムの指標として使われた（50）。

WHODAS 2.0は，臨床環境やサービス環境など広範に有用であることが分かった。表4.2は，WHODAS 2.0の妥当性研究と多様なアプリケーションの概要を示している（例えば，多様な健康状態の機能への影響の測定，介入ニーズの識別，および長期にわたる変化の監視）。

表4.2　WHODAS 2.0の臨床用アプリケーション

アプリケーション名	アプリケーションの概要
イタリアにおけるWHODAS 2.0の検証：	母集団の特徴：障害のある，またはない人々。 使用したWHODAS 2.0版：36項目版。 主な調査結果：WHODAS 2.0は，障害と機能を測定するための有用な評価票である。これは，高い信頼性と安定した因子構造を有する。イタリアにおける障害者の心理統計評価は，それぞれの障害のサブカテゴリの標準得点に達するように用いられるべきである。
精神的・身体的リハビリテーションにおけるWHODAS 2.0の有用性と実行可能性：	母集団の特徴：臨床的リハビリテーションで長期の身体疾患と精神疾患を有する患者。 使用したWHODAS 2.0版：36項目版。 主な調査結果：WHODAS 2.0とWHOQOL短縮版（WHOQOL-BREF）は，有意義で実行可能であることが分かった（52）。
炎症性関節炎の患者に関するWHODAS 2.0の検証：	母集団の特徴：炎症性関節炎初期の患者。 使用したWHODAS 2.0版：36項目版。 主な調査結果：WHODAS 2.0は，横断的調査における健康関連QOLの有効で信頼性のある尺度である。調査はさらに，潜在的冗長性項目の有無を調べ，長期的縦断研究での有用性を判定する必要がある（53）。
脳卒中の患者に関するWHODAS 2.0の検証：	母集団の特徴：脳卒中患者とその近親者。 使用したWHODAS 2.0版：36項目版。 主な調査結果：WHODAS 2.0は，自己評価と観察者評価の質問票として，脳卒中患者の評価に信頼性の高い評価票である（54）。
全身性硬化症の患者に関するWHODAS 2.0の検証	母集団の特徴：全身性硬化症（SSc）の患者。 使用したWHODAS 2.0版：36項目版。 主な調査結果：WHODAS 2.0は，SSc患者群の中で優れた心理統計的特性を示したので，SScの健康関連QOLにとって有効な尺度と考えられるべきである（55）。
介入前後におけるうつ病患者の障害レベル：	母集団の特徴：うつ病患者。 使用したWHODAS 2.0版：36項目版。 主な調査結果：抗うつ剤治療を受ける前と後に確認されたうつ病患者の障害レベル（52）。
高齢化した地域住民における障害パターン	母集団の特徴：ナイジェリアの高齢化した地域住民。 使用したWHODAS 2.0版：12項目版。 主な調査結果：障害とケアのパターンが確認された（56）。
ドイツにおけるWHODAS 2.0の検証：	母集団の特徴：筋骨格疾患，内科疾患，脳卒中，乳癌および抑うつ障害の患者。 使用したWHODAS 2.0版：36項目ドイツ語版。 主な調査結果：結果は，機能と障害を測定するための有用性，信頼性，次元性，および反応性を裏付ける（57）。

アプリケーション名	アプリケーションの概要
多発損傷患者の健康アウトカムと仕事への復帰：	母集団の特徴：重症多発損傷患者の前向きコホート研究。 使用したWHODAS 2.0版：36項目版。 主な調査結果：調査された母集団のWHODAS 2.0障害得点は，母集団のデータと比べて著しく悪い機能を示した。職業，負傷の重症度，苦痛，および身体機能，認知機能，社会的機能は，負傷から2年後，WHODAS 2.0に独立して寄与し，モデルの分散の69％を説明した(58)。
スペインにおけるWHODAS 2.0の検証：	母集団の特徴：さまざまな臨床母集団。 使用したWHODAS 2.0版：36項目，12項目，および12+24項目のスペイン語版。 主な調査結果：スペインおよび他のスペイン語圏におけるWHODAS 2.0の開発の記述。さまざまなWHODAS 2.0版（スペイン語版）を如何に運用するかについての情報と指針を含む(59)。
不安障害患者に関するWHODAS 2.0の検証：	母集団の特徴：不安障害の外来患者。 使用したWHODAS 2.0版：36項目版。 主な調査結果：すでに有効性が確立された他の3種の尺度と比べて，WHODAS 2.0は，少なくとも不安障害症状の変化に対して他の一般的な有効性尺度と同程度に敏感で，特に社会不安症状の変化に敏感であった(5)。
難聴患者に関するWHODAS 2.0の検証：	母集団の特徴：成人期発症の難聴者。 使用したWHODAS 2.0版：36項目版。 主な調査結果：WHODAS 2.0のコミュニケーション，参加，および合計得点は，機能的な健康状態における成人期発症難聴の影響を調べるために使用できる(33)。
韓国高齢母集団における障害のレベルとパターン：	母集団の特徴：韓国における高齢母集団。 使用したWHODAS 2.0版：36項目版。 主な調査結果：WHODAS 2.0で測定された障害レベルは，主に社会人口学的要因ではなく，身体的健康，うつ病や認知機能と関連づけられた(60)。
長期の精神障害患者におけるWHODAS 2.0の有用性と実行可能性：	母集団の特徴：長期精神病として治療中の患者。 使用したWHODAS 2.0版：36項目版。 主な調査結果：患者自身の障害経験を測定するために，WHODAS 2.0を臨床医による評価尺度に追加することは有用である。(61)。
トルコにおける統合失調症患者に関するWHODAS 2.0の検証：	母集団の特徴：統合失調症患者。 使用したWHODAS 2.0版：36項目版。 主な調査結果：症状と患者における他の特性との関係から，統合失調症患者が受けてきた偏見を，WHODAS 2.0からの質問によって測定された(62)。
WHODAS 2.0による障害の質的プロファイル研究：	母集団の特徴：脊髄損傷，パーキンソン病，脳卒中およびうつ病を患う臨床患者。 使用したWHODAS 2.0版：36項目版。 主な調査結果：機能障害で確認されたプロファイルは，障害レベルの上昇に並行する(63)。
統合失調症の高齢患者におけるWHODAS 2.0の検証：	母集団の特徴：統合失調症の高齢患者。 使用したWHODAS 2.0版：36項目版。 主な調査結果：これらの患者におけるWHODAS 2.0の信頼性について十分な根拠といくらかの妥当性の証拠(64)。
フランスにおける一般開業医(GP)による障害評価：	母集団の特徴：フランスの開業医5人の患者。 使用したWHODAS 2.0版：12項目版。 主な調査結果：WHOSDAS 2.0は，一般診療において，障害の表現およびサービス利用に役立つ評価票だと分かった(65)。

アプリケーション名	アプリケーションの概要
ニュージーランドにおける一般開業医（GP）の精神保健評価：	母集団の特徴：ニュージーランドの一般開業医（GP）におけるランダムサンプルの患者。 使用したWHODAS 2.0版：36項目版，自己評価。 主な調査結果：一般開業医（GP）による患者の心理健康状態評価は，患者自身による機能の評価と一致した（66）。
HIV/AIDS固有の測定との検証：	母集団の特徴：HIV感染者。 使用したWHODAS 2.0版：36項目版。 主な調査結果：WHODAS 2.0と，HIV/AIDSに関する多次元のQOL評価票（MQOL-HIV）との収束妥当性はほとんどの領域に当てはまった（67）。
うつ病と腰痛患者に関するWHODAS 2.0の検証：	母集団の特徴：プライマリケア環境でのうつ病と腰痛の患者。 使用したWHODAS 2.0版：36項目版。 主な調査結果：WHODAS 2.0は，プライマリケア環境で優れた内的妥当性と収束妥当性を有した。WHODAS 2.0の変化への反応性は，SF-36の反応性に匹敵していた（68-70）。
強直性脊椎炎（AS）患者でのWHODAS 2.0の有効性と実行可能性：	母集団の特徴：ASの患者。 使用したWHODAS 2.0版：36項目版。 主な調査結果：WHODAS 2.0は，ASの障害を測定するのに有用な評価票である。なぜなら，これは，疾病固有の評価票を正しく反映し，類似の反応性得点を示したからである。WHODAS 2.0の短期的な変化は，身体的機能の変化に関連付けられることが分かった（71）。
国営リハビリテーションサービスでのWHODAS 2.0使用（アルゼンチン）：	母集団の特徴：国営リハビリテーションサービスが認定した1,100人の障害患者。 使用したWHODAS 2.0版：36項目と12+24項目。 主な調査結果：WHODAS 2.0は，国営リハビリテーションサービスにおいて，障害の測定に有用な評価票であることが明らかにされた（72）。

4.2　WHODAS 2.0のさらなる開発

機能障害モジュール

　WHODAS 2.0に含む項目を選択するとき，機能障害（impairment）関連の項目は一般に避けられてきた。なぜなら，機能障害は主に疾病固有であるからである。それにもかかわらず，いくつかの機能障害は比較的一般的で，それらは評価と特別な介入が必要である。多くの使用者は，身体機能と構造の機能障害をカバーする追加モジュールの開発を求めている。

　将来のWHODAS 2.0の機能障害モジュールは，ICFの付属文書（Annex 9）に示されているように，母集団で使用するために，ICFの特定機能障害領域から導出されるかもしれない（2）。この領域のリストから，表4.3に示す機能障害に関する質問が開発され，MCSSや世界健康調査に使われた（34, 35）。

表4.3	WHO多国間調査研究や世界健康調査に使われた機能障害に関する質問
1	身体の痛みまたは苦痛はどれくらいありましたか[a]
2	身体の不快さはどれくらいありましたか
3	顔，身体，腕または脚の皮膚欠損の問題がありましたか
4	欠損や変形または麻痺した腕，脚，足による外見上の問題がありましたか
5	手や指を使うのにどれくらい難しさがありましたか。例えば，小さな物をつまんだり，容器を開けたり閉じたりする場合。
6	道を歩いていて，知っている人を見て認識するのにどれくらい難しさがありましたか（眼鏡をかけている場合，眼鏡を考慮に入れる）。 *回答者が眼鏡をかけている場合，カッコ内のテキストを読むこと。*[b]
7	手を伸ばした位置にある物を見たり認識したり，あるいは読書したりするのにどれくらい難しさがありましたか（眼鏡をかけている場合，眼鏡を考慮に入れる）。 *回答者が眼鏡をかけている場合，カッコ内のテキストを読みこと。*
8	普通の声で部屋の反対側で人が話しているのを聞くのにどれくらい難しさがありましたか（補聴器を使っていれば，補聴器を考慮に入れる）。 *回答者が補聴器を使っているのが分かる場合，カッコ内のテキストを読むこと。*
9	静かな部屋で，一人の相手との会話で言われることを聞くのにどれくらい難しさがありましたか（補聴器を使っていれば，補聴器を考慮に入れる）。 *回答者が補聴器を使っているのが分かる場合，カッコ内のテキストを読むこと。*
10	排尿または尿漏れ（失禁）を抑制するのにどれくらい難しさがありましたか
11	便秘を含めて排便にどれくらい難しさがありましたか
12	安静時の息切れにどれくらい難しさがありましたか
13	軽い運動をしたときの息切れにどれくらい難しさがありましたか。例えば，20mほどの丘や階段（12段など）を登ったりした場合。
14	続けて10分間またはそれ以上の間，咳こんだり，ゼーゼー息切れしたりすることにどれくらい難しさがありましたか
15	睡眠の問題はどれくらいでしたか。例えば，寝付きや夜中の頻繁な目覚めまたは朝の早すぎる目覚め
16	憂うつ，気が沈むまたはうつ状態の問題はどれくらいありましたか
17	心配や不安の問題はどれくらいありましたか

a 下線は強調を示す。
b 斜体は面接者への指示を示す。

環境因子モジュール

　現在のところ，WHODAS 2.0は，環境因子を評価しない。回答者の機能の評価は，回答者の現在の環境について問うが，符号化は環境ではなく機能と障害に基づく。

　環境因子を評価して，人の機能への環境の影響を問う質問を含むモジュールが開発されるかもしれない。これは，例えば，次のことを追加することで達成される。：

・追加質問：現在のWHODAS 2.0で難しさがあると報告される環境因子について問う
・全体として，環境に関する新しいモジュール：WHODAS 2.0の領域から独立して環境を評価するため

　追加質問をするというアプローチのみをフィールド調査で実施した結果，アプリケーションが複雑になり，面接時間も長くなったが，一部の人々はその方法を有用だと結論付けた。その結果，WHO調査特別委員会は，WHODAS 2.0の将来版として別の開発プロジェクトを開始することを決めた。

臨床医版

　一般的に，臨床医は構造化された質問票の使用を好まない。なぜなら，標準化した要件とは，臨床現場で遭遇する自然な流れを変える場合があるからである。基本的な情報は，臨床医にとって使いやすい評価票で把握できるし，それにより臨床医は，より柔軟で，詳細な質問ができる。そのような評価スタイル例として，「神経精神医学臨床評価表（SCAN）」がある（73）。SCANの基本的特性は，領域と項目を定義する一方，臨床医が臨床医独自の質問スタイルでそれらの領域および項目の存在と重症度を評価できることである。

小児・若者版

　WHODAS 2.0は，基本的に，成人母集団向けに開発されている。フィールド調査では，一部の国で12歳以上の年齢の若者に適用されているが，厳しい調査基準を考えると，いまのところ我々は，年齢が18歳以下の回答者に使用することを勧めない。

　世界中の小児と若者の母集団の重要性や，ICFの小児・若年者版（ICF-CY）が作られたことにより，小児と若者の機能と障害を評価する必要性は，ますます重要になってきている。従って，WHOは，WHODAS 2.0の小児と若者版開発の可能性を探っている最中である。

障害加重へのWHODAS 2.0の関連性

　公共医療の目的から疾病負担を計算するために，母集団の健康指標は，障害に関するデータと早期死亡に関するデータを結び付ける。指標の重要性を考えると，WHODAS 2.0を適用する一つの重要な理由は，多様な母集団の障害程度について情報を提供することであった。

　疾病を有する母集団における障害の疫学的データは，世界の一部の地域では利用できない；従って母集団の健康指標の作成者は，他の推定方法を使うことを選んだ。計算には，「障害加重」，あるいは計量経済学で「選好」または「バリュエーション（査定）」と称する値が必要である。専門家，すなわち疾病母集団または母集団を有する人々からこの値の推定を得るために多様な手法が使われる。

　WHODAS 2.0は，査定評価票ではない。健康状態評価票は，障害の描写と称されるべきで，一方，障害加重は，障害の査定と称されるべきである。これらの2つの構成概念は，複雑な推定手法を使う代わりに，よりよい障害加重を得るために論理的にリンクされる必要がある。この方法で，障害の疫学は障害加重を経験的に伝えることができる。

　WHO/NIHプロジェクトには，この関連性を探るための補足を含んでいる(74)。同じ研究はMCSS内で行われ，その中でWHODAS 2.0は，「視覚的アナログ尺度」および「時間換算」など他のバリュエーション（査定）の尺度を使って適用された(34)。その結果は，適切な回帰法を使って，WHODAS 2.0は障害加重を生成することができた。バリュエーション手法は広範な面接が必要なので，大きな母集団を用いた調査のよい代替手法となる。

Part 2

WHODAS 2.0の実施と採点に関する実務面

Chapter 5 WHODAS 2.0 実施と採点

　WHODAS 2.0は，さまざまな文化圏の人々や臨床場面で，広く実施されてきた。本章では，WHODAS 2.0の各種様式の実施について，一般的な情報と教示，評価票の適用に関する一般的指針，および，さまざまな言語版に関する手引きを述べる。

5.1　WHODAS 2.0およびその翻訳版の実施条件と実施手続き

　WHOは，WHODAS 2.0を自由に使用することを認めており，従って，評価票を一般に公開している。WHODAS 2.0の使用を希望する人は，ホームページからオンライン登録を完了すれば利用できる。[1] 登録フォームから集められた情報は，WHOにとってWHODAS 2.0の実用化に関する知識基盤の改善と共有に寄与し，使用者に対して最新情報の提供と評価票の改善に有用と考える。

　WHODAS 2.0の使用者は，明白な許可が与えられない限り，評価票に大きな変更を加える権限がない。セクション4.2は，将来のWHODAS 2.0開発の優先領域を概要している。この作業を支援し，貢献することに関心がある使用者は，直接e-mailでWHOに連絡いただきたい。[2]

　現在，WHODAS 2.0は，次の言語で実施可能である：アルバニア語，アラビア語，ベンガル語，中国語（マンダリン），クロアチア語，チェコ語，デンマーク語，オランダ語，英語，フィンランド語，ドイツ語，フランス語，ヒンズー語，イタリア語，日本語，カナラ語，韓国語，ノルウェー語，ポルトガル語，ルーマニア語，ロシア語，セルビア語，スロベニア語，スペイン語，シンハリ語，スウェーデン語，タミール語，タイ語，トルコ語，ヨルバ語。

　WHOは，WHODAS 2.0を他言語へ翻訳することを歓迎している。他言語への翻訳を希望するものは，下記のアドレスまで連絡する必要がある。[2]

5.2　WHODAS 2.0の実施方法

　WHODAS 2.0には，3つの形式がある：自己記入，面接および代理人によるもので，それぞれを下記に説明する。

1　http://www.who.int/whodas
2　e-mailの送り先：whodas@who.int

5.2.1　自己記入

　WHODAS 2.0紙・鉛筆版は，自己記入できる。全ての質問が，類似の項目，同じ時間枠，および回答尺度を共有している。このため，評価票は使いやすく，整理されており，適切なものになっている。使用者は，研究の目的にWHODAS 2.0 Part 3を複写することを薦める。

5.2.2　面接

　WHODAS 2.0は，面接または電話で実施できる。この場合も同様に，使いやすく，不必要な反復を避けている。この手続きで面接を実施するには，一般的な面接法で十分である。Chapter 7には，各面接者が演習するべき質問ごとの明細事項が記載されている；演習に対する支援は，WHOから得ることが可能である。Chapter 10には，WHODAS 2.0に関する知識を評価するためのテストが含まれている。

5.2.3　代理人

　面接される本人以外の第三者から機能に関する意見を得ることが望ましい場合がある。例えば，家族や介護者，または他の観察者がWHODAS 2.0により考案された機能領域について意見を述べるように求められる場合がある。社会実験中のテストでは，第三者の意見を得ることの有用性を示している。

5.3　WHODAS 2.0使用の演習

標準化

　WHODAS 2.0の面接は，各参加者に対して同じ手続きで行われるべきである。そのような標準化は，参加者の回答の相違が，面接が行われる手続きの相違によらないようにするのに役立つ。例えば，面接者がWHODAS 2.0を集団に実施した場合と個人で実施した場合では，回答の相違は面接様式の違いによるかもしれない。同じ原則は，面接者が異なることに対しても当てはまるだろう。1人の面接者が参加者と親しく，別の面接者がそうでない場合，参加者は異なるタイプの回答をするかもしれない。標準化された手続きにおける明確な演習は，こうした可能性を防ぐのに有用である。

> このマニュアルは，標準化されたWHODAS 2.0を実施するための指針を提供する。テストを行う人々は指針を読み，それに注意深く従うべきである。成功への秘訣と標準化に不可欠なことは，全てのWHODAS 2.0が必ず同じ手続きで実施されることである。

プライバシー

各回答者には，プライバシーが与えられなければならない。これは，回答者に安心感を与え，また同時に最も正確な回答を引き出すことを保証する。例えば，WHODAS 2.0が待合室で実施される場合，回答者とその隣人の間に十分なスペースを作り，回答が隣人に見られることを避けなければならない。WHODAS 2.0が面接によって実施される場合は，回答が隣人に聞かれないように個室で行われるべきである。

質問に答えるための参照枠

全てのWHODAS 2.0版で，回答者は下記の参照枠に留意して質問に答えるべきである：

- 参照枠1：難しさの程度
- 参照枠2：健康状態に起因する
- 参照枠3：過去30日間
- 参照枠4：平均して気分のよい日と悪い日
- 参照枠5：回答者が普段の活動をするように
- 参照枠6：過去30日間に経験していない項目は評価されない

面接者は，必要に応じて，これらの参照枠について回答者に注意を促すべきである。下記に参照枠を詳しく説明する。

参照枠1－難しさの程度

面接中，回答者は，さまざまな活動をする際に経験する難しさの程度について質問される。WHODAS 2.0では，活動中の難しさとは次のことを意味する：

- 努力を要する
- 不快さまたは苦痛
- 時間がかかる
- 活動する方法を変える

参照枠2－健康状態に起因する

回答者は，健康状態による難しさについて答えるよう求められる。例えば：

- 病気または他の健康問題
- ケガ
- 精神的または情緒的問題
- アルコール問題
- 薬物問題

面接者は，回答者が他の原因ではなく，健康状態による活動の難しさについて考えるように促すべきである。例えば，WHODAS 2.0の項目D3.1は，「全身を洗うのにどれくらい難しさがありましたか」と尋ねている。考えられる回答は次の通りである：

全く問題なし	少し問題あり	いくらか問題あり	ひどく問題あり	全く何もできない
1	2	3	4	5

もし回答者が単に寒いという理由で入浴が困難である場合，項目は「全く問題なし」の「1」と評価されるべきである。しかし，回答者が関節炎のために身体を洗うことができない場合，項目は「全く何もできない」の「5」になるだろう。

参照枠3－過去30日間

記憶の再現力は，1カ月の期間が最も正確である。従って，過去30日間がWHODAS 2.0の時間枠として選ばれている。

参照枠4－平均して気分のいい日と悪い日

回答者の中には，過去30日間において難しさにばらつきがあることを経験する者もいるだろう。この場合，回答者は，気分のいい日と悪い日を平均して評価するように求められるべきである。

参照枠5－回答者が普段の活動をするように

回答者は，自身が普段どのように活動するかを考慮して，経験した難しさを評価すべきである。補助器具または他者からの支援が普段から得られる場合，回答者はそれに留意すべきである。例えば，上述のように項目D3.1は，「全身を洗うのにどれくらい難しさがありましたか」

と尋ねており，この場合も可能な回答は，「全く問題なし」から「全く何もできない」あるいは「該当なし」の範囲である。

　脊髄損傷を患った回答者が，毎日入浴を支援するヘルパーを有し，従って支援が得られるので全身を洗うのに難しさを経験しない場合，項目は「全く問題なし」の「1」と評価される。個人的または技術的支援を値として追加し，評価したい面接者は，2度質問するようにアドバイスする（すなわち，個人的または技術的支援がある場合とない場合）。脊髄損傷のある回答者の例では，支援がある場合は「1」（「全く問題なし」）の評価であるが，支援がない場合は「5」（「全く何もできない」）である。

参照枠6－該当なしと評価される項目

　WHODAS 2.0は，人が実際に行う活動で直面する難しさの程度を決めるように求めており，その人がやりたい，あるいは，できるが実際には行わない活動ではない。面接者は，回答が適切か否かを決めるべきである。例えば，項目D2.5は「1km程度の長距離を歩くのにどれくらい難しさがありましたか」と尋ねており，この場合も同様に，可能な回答は「全く問題なし」から「全く何もできない」あるいは「該当なし」の範囲である。

　回答者が足の骨折により，1km歩くことができない場合，項目は「全く何もできない」の「5」である。しかし，回答者がどこへでも車を運転するので単に1km歩く必要がない場合，項目は「該当なし」の「N/A」と記入される。

　別の例は，D3.4で，「数日間一人でいるのにどれくらい難しさがありましたか」を尋ねているが，この場合も同様に，可能な回答は「全く問題なし」から「全く何もできない」あるいは「該当なし」の範囲である。回答者が家族と一緒に住んでおり，過去30日間に数日間一人でいたことがない場合，項目は「該当なし」の「N/A」と記入される。

Chapter 6 WHODAS 2.0の採点

本章では，WHODAS 2.0短縮版(12項目)と完全版(36項目)の採点法を説明する。WHODAS 2.0完全版の採点は，回答者の賃金労働状態を考慮に入れており，回答者が賃金労働者でない場合は32項のみが用いられる。また，本章では，健常者母集団の標準値も提供しており，大きな国際的標本から導出された母集団の標準とさまざまな個人またはグループを比較できる。

6.1 WHODAS 2.0集計得点

WHODAS 2.0短縮版と完全版の集計得点を計算する手続きには，単純採点法と複雑採点法の2つがある。

単純採点法

「単純採点法」では，各項目に割り当てられた得点(「全く問題なし」(1)，「少し問題あり」(2)，「いくらか問題あり」(3)，「ひどく問題あり」(4)，および「全く何もできない」(5))を合計する。この手続きは，各項目から得られた得点を，符号化やカテゴリ化を行わずに単純に加算するもので，各項目に重み付けをしない。この手続きは，手作業で採点を行う場合に実用的であり，忙しい臨床場面や紙と鉛筆を用いた面接場面に適している。WHODASの単純採点法は，手近なサンプルのみに用いるべきであり，母集団間の比較には適していない。

WHODAS 2.0の心理統計的特性では，この加法計算が可能である。古典的な心理測定分析(75)では，WHODAS 2.0の構造は一次元で，高い内的整合性があることを示している(76)。その結果，全ての領域における項目得点の単純合計は，機能制限の程度を説明するのに十分な統計値の構成要素となる。

複雑採点法

複雑採点法は，「項目反応理論」(IRT)と呼ばれる採点法に基づくものである。この手続きは，WHODAS 2.0の各項目における複雑な問題を考慮したものである。この採点法は，母集団間，または部分母集団間の比較分析をするために，回答カテゴリの全ての情報を使用でき，精緻な分析を可能にする。この手続きでは，「全く問題なし」，「少し問題あり」，「いくらか問題あり」，「ひどく問題あり」，および「全く何もできない」の各項目の回答を別々に記入する必要があり，ま

た同時にコンピュータを使用して，重症度と項目ごとの重み付けによって集計得点を決定する。基本的にこの採点手続きには3つの段階がある：

・段階1：各領域内で記録された項目得点を合計する。
・段階2：6つすべての領域の得点を合計する。
・段階3：合計得点を0から100の計量順位に変換する（この場合0＝障害なし；100＝完全障害）。

コンピュータプログラムは，WHOホームページから入手可能である；これは[1]Chapter 8にSPSSシンタックス（構文）としても提供されている。この構文は，他の統計プログラムに容易に変換できる。質問があるときはWHOへe-mailを送っていただきたい。[2]

6.2　WHODAS 2.0領域得点

WHODAS 2.0は，6種の機能領域について，領域固有の得点を個々に計算する。それらは，認知・可動性・セルフケア・他者との交流・日常活動，および社会への参加である。これらの領域内項目については，Chapter 7で詳しく述べる。WHODAS 2.0領域得点を得ようとする実施者は，完全版（すなわち36項目）を使う必要がある。領域得点は，集計得点よりもさらに詳しい情報を提供する。領域得点は，個人またはグループを互いに比較したり，あるいは母集団の標準値と比較したり，時間経過に伴う比較（例えば，介入前と介入後や他の比較）に有用であろう。

全てのWHODAS 2.0領域得点は，単純採点法またはIRT採点法を使って計算される(16)。しかし，母集団を比較する場合は，後者のアプローチが有用である。

6.3　WHODAS 2.0の母集団の標準値

WHODAS 2.0の母集団の標準値は，2つの調査から算出された：

・信頼性と妥当性に関する調査（セクション2.3で説明した第2次調査）。
・MCSS (34)。この調査は，10カ国（中国，コロンビア，エジプト，ジョージア，インド，

1　http://www.who.int/whodas
2　e-mailの送信先：whodas@who.int

インドネシア，メキシコ，ナイジェリア，スロバキア，トルコ）における健常者母集団標本内で行われた。これらのデータの一部分が，WHODAS 2.0健常者母集団の標準値を導き出すために用いられた。

これらのデータが1つになって，最初のWHODAS 2.0母集団標準値が作られた。新たなデータが入手できたら，WHOはそれらの基準を定期的に更新し，WHOホームページに発表していく予定である。

表6.1に，WHODAS 2.0完全版IRTベース採点による母集団標準値を示す。

図6.1は，図形フォーマットにおける類似情報を示す。図6.1は，22の肯定項目回答を有する個人（x軸：WHODAS 2.0 IRTベース得点）が80パーセンタイル値（y軸：母集団パーセンタイル）に相当することを示している。

表6.1　WHODAS 2.0完全版IRTベース採点の母集団の標準値

集計得点	母集団パーセンタイル
0	40.00
1	46.83
2	52.08
3	56.20
4	59.58
5	62.46
6	64.94
7	67.12
8	69.05
9	70.78
10	72.35
15	78.42
20	82.66
25	85.85
30	88.35
35	90.38
50	94.69
70	98.14
90	99.90
100	100.00

図6.1　WHODAS 2.0 36項目版IRTベース得点の母集団分布

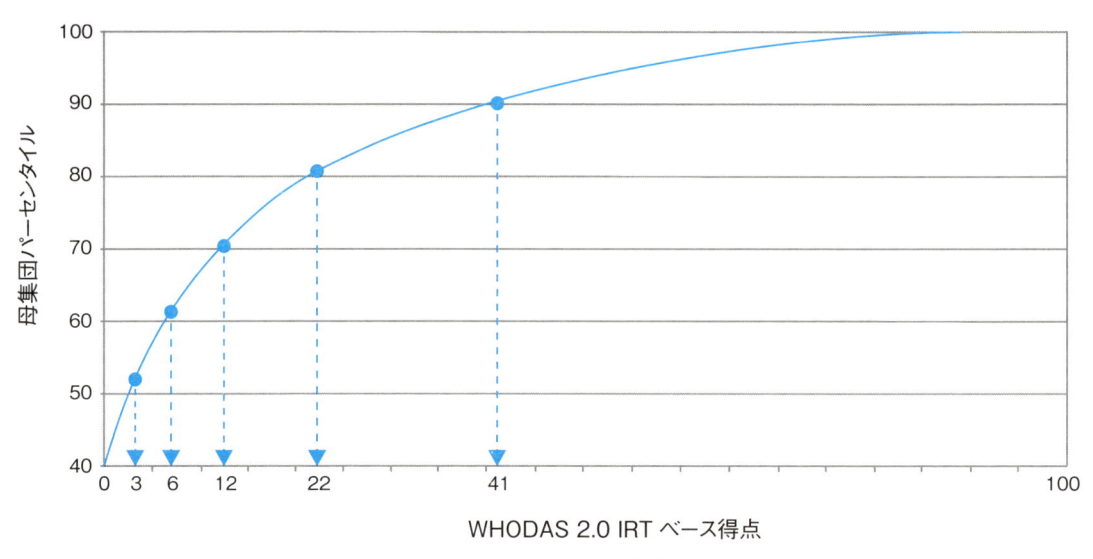

出典：WHO Multi-County Survey on Health and Responsiveness 2000-2001 (34)

　表6.2は，WHODAS 2.0短縮版IRTベース採点の集計得点と母集団パーセンタイルを示す。図6.2はこの表を図示したものである。この図は，IRTベース得点が17の個人（x軸：WHODAS 2.0 IRTベース得点）が90パーセンタイル（y軸：母集団パーセンタイル）に相当することを示している。

表6.2　WHODAS 2.0短縮版多値項目特典のための母集団の標準値

集計得点	母集団パーセンタイル
0.0	50.0
2.8	63.2
5.6	73.3
8.3	78.1
11.1	82.0
13.9	86.5
16.7	89.6
19.4	92.4
22.2	93.0
25.0	93.8
27.8	94.7
30.6	94.9
41.7	97.2
58.3	99.7
100.0	100.0

図6.2　WHODAS 2.0 12項目版のIRTベース得点の母集団分布

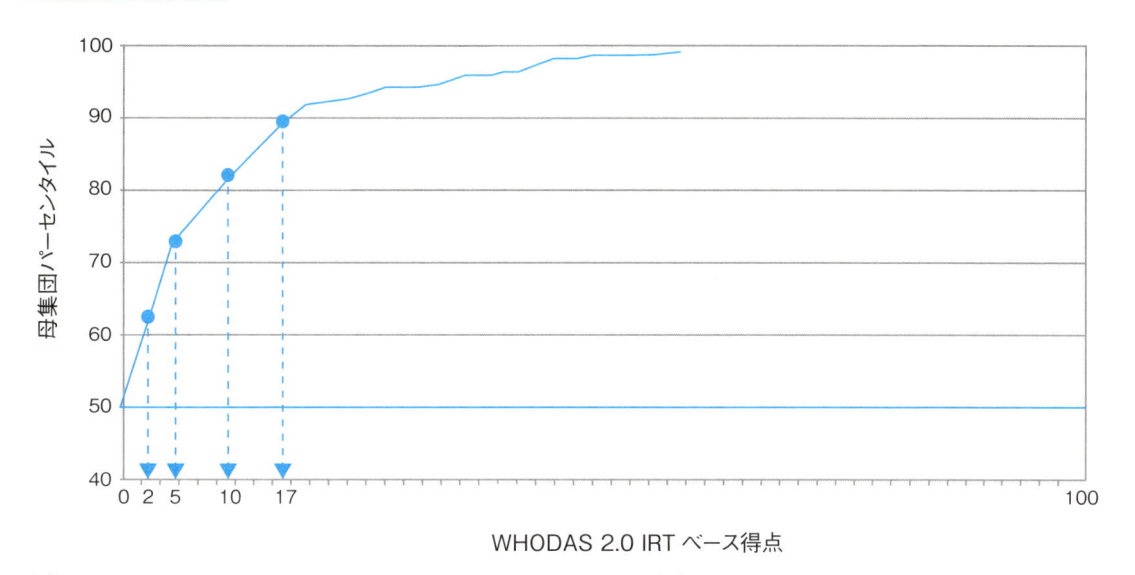

出典：WHO Multi-County Survey on Health and Responsiveness 2000-2001 (34)

　母集団の標準値は，いくつかの手続きで用いることができる。母集団の標準値は，例えば，身体障害と診断されたグループや精神障害と診断されたグループなど，異なるグループを互いに比較する値を提供する。例えば，心筋梗塞後の障害の程度と重症のうつ状態による障害の程度を比較するには，分析にそれぞれの健常者母集団の標準値（すなわちパーセンタイル）を使用することが望ましい。

6.4　WHODAS 2.0項目得点

　WHODAS 2.0の各項目別，または選択した項目をグループ化して比較しようとする使用者がいるかもしれない。WHODAS 2.0の項目素点は，回答者が特定の機能を使う際に経験する難しさのレベルを反映する順序尺度として使うことができる。難しさのレベルは，「まったく問題ない」から始まり，「少し問題あり」，「いくらか問題あり」，「ひどく問題あり」または「全く何もできない」難しさの順で増加する。各レベルが高くなるほど難しさの程度が増すことを示している。

　全体集計得点と同様に，WHODAS 2.0の項目得点は次の2つの手続きで用いられる：

・二分法（はい／いいえ）尺度－回答者が特定の機能領域で難しさがあることを示し，「少し問題あり」・「いくらか問題あり」・「ひどく問題あり」および「全く何もできない」の回答尺

度がすべて単一の正のコーディングにまとめられる；および
- 多値（多重レベル）尺度 − 重症度のレベルをそのままにしておく；つまり「少し問題あり」・「いくらか問題あり」・「ひどく問題あり」または「全く何もできない」としておく。

個人において項目レベルを比較するには，詳細さのレベルは複数レベルの採点を必要とする。大きなグループの場合，二分法採点が使われるかもしれない。

項目得点は，所定の領域に関する難しさの頻度を報告したいときに用いられる。

6.5　WHODAS 2.0における欠損値の処理

WHODAS 2.0の欠損値を処理するためには，単純法と複雑法がある：これらを下記に説明する。

欠損値への単純なアプローチ

下記に示す手続きは，実験条件において大きなデータセットを用いた場合，欠損値に対して人為的な操作を行って，WHODAS 2.0の尺度値を再計算することを可能にする。

- WHODAS 2.0短縮版の場合 − 1つの項目に欠損値がある場合の最も単純なアプローチは，12項目WHODAS 2.0の中から欠損項目に該当する項目の平均値を使用することである。この手続きは，複数の項目が欠けている場合には用いるべきでない。
- WHODAS 2.0 36項目版の場合 − 複数の項目が欠けている場合，次のアプローチが用いられる：
  − 回答者が就労しておらず，WHODAS 2.0の32項目版に回答する場合，得点をそのまま使うことができ，36項目版の得点に相当する。
  − 1項目または2項目が欠けている他の全ての場合は，領域内の全項目の平均得点を欠損項目に割り当てるべきである。この手続きは，3項目以上が欠けている場合には用いるべきでない。加えて，領域の観点から見る得点を領域別に計算しようとする場合，2つの欠損項目は同じ領域から選ばれるべきではない。

欠損値への複雑なアプローチ

研究者は，他の多くの背景変数が使用できる，大きなデータセットを扱う場合，複雑なアプローチを用いることができる。12項目版と36項目版で，それぞれ2項目または3項目以上が

欠損している場合，これらの手続きを用いる必要がある．

　第1の代替手続きは，ホットデック補定法を用いることである．この手続きは，同じデータセットの中から，欠損値のない，完全なデータを有する似通った特性（すなわち，年齢や性別などの共通の特徴を持つ）の回答者を無作為に抽出して，欠損項目の回答を補う．この手続きの利点は，項目値の分布が維持されることである(77)．この補定手続きを実行するために，いくつかの代替アルゴリズムが用意されている．

　第2の代替手続きは，多重補定法を用いることである．各欠損値に対して，1つの値を割り振るホットデック補定法とは異なり，多重補定法は，各欠損値を，正しい値を補定したかについて不確定さを表す妥当なデータセットの値に置き換える．これらの多重補定されたデータセット（通常，3から10）は，その後，完全なデータのために標準的な手続きを使って分析され，その結果は，これらの分析と組み合わせられる(78)．

Chapter 7 各質問の詳述

本章では，WHODAS 2.0の各質問が何を意図しているかについての背景情報を提供する。回答者が質問について説明を求める場合，面接者はこの情報を使うべきで，独自の解釈を提供すべきではない。

WHODAS 2.0の各セクションは，質問番号の前の文字に基づいてアルファベット順に並べられている。本章では，質問は太字テキストで，また記録すべき注記または理由は通常テキストで示される。

7.1 質問A1～A5：人口統計情報および背景情報

このセクションは，面接の対象者を参照して記入されるべきである。代理人は，回答者について，以下の質問に答えるべきである。

A1	性別
A2	何歳ですか
	年齢を記録する。
A3	全部で何年間，学校（小学校から短大・大学，専門学校を含む）で学びましたか
	回答者が学校または大学を中退している場合，部分的な年数を与えないこと。個人が全日制（フルタイム）と定時制（パートタイム）の両方で学校に行っていた場合，全日制教育期間の年数を記すこと。留年は2年として計算する。
A4	現在の婚姻状態はどれですか
	事前に選択肢を読まずに，回答者にこの質問を答えさせる。回答が提供される回答の1つに正確に一致しない場合，回答に相当する選択肢を読んで明確にする。 現在の婚姻状態を最もよく反映する選択肢を選ぶ。例えば，回答者が現在結婚しているが過去に離婚している場合，現在の婚姻状態のみを採点する。
A5	現在の主な仕事の状況を最もよく表しているのはどれですか
	回答者の現在の主な仕事の状況を最もよく反映する選択肢を選ぶ。もし回答者（例えば，主婦または無職など）の記入の仕方が不確かな場合，仕事の状況に関する回答者の判断に頼ること。 回答者が賃金労働をしているというカテゴリに該当するために就労しなければならない週当たりの最低労働時間というのはない。同様に学生は，学生と分類されるために全日制（フルタイム）の学校に通っている必要はない。一部の版では，この項目は，回答者が領域5の仕事について質問されるか否かの判定に使われる。従って，この項目への回答が不確かな場合，領域5の仕事に関する質問は省略すること。 回答者が無職と報告した場合，「健康の理由によるか他の理由によるか」を尋ね，それに従って採点すること。

7.2 質問D1.1〜D1.6：6領域

領域1：認知（理解と繋がり）

　WHODAS 2.0の領域1は，コミュニケーションおよび思考活動について質問する。評価される各領域は，集中力，記憶力，問題解決，学習およびコミュニケーションを含む。

	過去30日間に，どのくらい難しさがありましたか
D1.1	何かをするとき，10分間集中する
	この質問は，回答者が短い時間（ここでは10分間）集中することが難しいかを判断する意図がある。ふつう，回答者はこの項目を理解できる。しかし，説明を要求された場合，回答者がある問題で頭がいっぱいになっていたり，ひどく気が散るような環境にいる時でなく，通常の環境での集中力について考えるように促す。必要であれば，回答者が何かしている間の集中力（例えば，仕事，読書，書き物，絵を描く，楽器を演奏する，装置を組み立てるなど）について考えるように促す。
D1.2	大切なことをすることを覚えている
	これは，日常の大切なことを覚えているかどうかに関する質問である。この質問は，過去の無関係な内容や詳しい情報を覚えていることを指すものではない。回答者自身や家族にとって大切なことを行うことを，どれくらいよく覚えているかを尋ねること。もし回答者が何かの記憶補助具，例えばメモを取る，音により注意を喚起する器具や，支援者による口頭での合図を使用している場合，この補助具を考慮に入れて彼らの能力を評価すること。
D1.3	日常生活での問題点を分析して解決方法を見つける
	この項目は，多くの精神機能に関わる複雑な活動を指す。もし回答者がこの項目の意味が分からない場合，過去30日間に彼らが遭遇した問題について考えるように求めること。いったん問題が特定されたなら，以下のことをどれくらいうまく行えたか，回答者に考えてもらう： ・問題があることを確認した。 ・問題を扱いやすい部分に分解した。 ・可能な解決法のリストを作った。 ・各解決法の良い点と悪い点を決めた。 ・全てを考慮して最良の解決法を決めた。 ・選んだ解決策を実行し，評価した。 ・最初の選択がうまく行かなかった場合，代替解決法を選択した。
D1.4	新しい課題，例えば，初めての場所へ行く方法を学ぶ
	この質問では，新しい道順を知ることが例として提供される。回答者が説明を求めるか，または，初めての土地への行き方を知ることだけ考えているように見える場合，何か新しい学習を要した，前月の他の状況を思い浮かべるように促すこと。例えば： ・仕事での課題（例，新しい手続き，または職務） ・学校（例，新しい授業） ・家庭（例，家の修繕に関する新しい仕事を学ぶ） ・レジャー（例，新しいゲームや工芸を学ぶ） 回答者が自分自身で評価する場合，回答者が新しい情報をどれくらい容易に習得したか，学ぶのにどれくらい手助けや反復が必要だったか，および学んだことをどれくらいうまく覚えたかを考えてもらう。

D1.5	みんなが言っていることを，<u>普通に理解する</u>
	回答者に通常のコミュニケーションの手続きを考えてもらい（例，話し言葉，手話，補聴器などの補助具の実施など），他者のメッセージを理解するときの難しさの全体的な程度を評価してもらう。 　回答者は30日間に遭遇した全ての状況を考えるべきである。例えば： ・相手が早口で話したとき ・背景に騒音があったとき ・気が散るものがあったとき 母国語が異なることによる難しさは，この質問の評価では除外すべきである。
D1.6	<u>自ら会話を始めたり続けたりする</u>
	会話を始めることおよび維持することを評価する。もし回答者が，会話を維持するよりも会話を始めるときに困ると述べる場合（またはその逆），最終的な難しさの評価は，両方の活動で経験した難しさの程度を平均するように求めること。 　会話は，通常どのコミュニケーション様式の使用も含む（話し言葉，書くこと，手話，ジェスチャー）。通常，回答者がコミュニケーションに補助具を使う場合，それらの器具を使った会話を考慮して難しさを評価すること。 　回答者には，健康状態および会話を始め，また維持することに関連するあらゆる要素を考えてもらう。例えば，難聴，言語障害（例えば脳卒中後），吃音および不安を含む。

領域2：可動性

　WHODAS 2.0領域2の中で触れる活動は，立っている，家の中を動き回る，家の外に出る，および長距離を歩くなどを含む。

	過去30日間に，どれくらい難しさがありましたか
D2.1	<u>長時間</u>（<u>30分くらい</u>）<u>立っている</u>
D2.2	座っているところから<u>立ち上がる</u>
	この質問は，椅子，ベンチまたはトイレで座った状態から立ち上がることをいう。床に座った状態から立ち上がることではない。
D2.3	<u>家の中で動き回る</u>
	この項目は，常に手近にある補助具または支援を用いて，部屋から部屋へ移動すること，および部屋の中で移動することを指す。回答者が複数のフロアからなる家に住んでいる場合，この質問は必要に応じてフロアからフロアへ行くことも含む。
D2.4	<u>家の外に出ていく</u>
	この質問は以下の情報を求める： ・家から外に出ることの身体的（運動性）側面 ・家を出ることの情緒的または精神的側面（例，うつ病，不安など） この質問で「家」とは，回答者の現在の住まい（住宅，アパート，または福祉施設等）を意味する。

D2.5	1kmほどの長距離を歩く
	必要に応じて，距離を英単位に換算すること（例，高齢者はキロメートルよりマイルに慣れているかもしれない）。

領域3：セルフケア

領域3は，入浴，着衣，摂食および一人でいることについて尋ねる。

	過去30日間に，どれくらい難しさがありましたか
D3.1	全身を洗う
	この質問は，回答者の文化圏において通常行われる方法で，回答者が全身を洗うことを指す。 もし回答者が，過去30日間に体を洗ったことがないと報告する場合，それが健康状態によるものかどうかを尋ねること（WHODAS 2.0に定義する通り）。回答者が，健康状態によると報告する場合，「全く何もできない」の「5」を記入する。回答者が，身体を洗わないのは健康状態によるものではないと報告する場合，「該当なし」の「N/A」を記入する。
D3.2	自分で服を着る
	この質問は，上半身・下半身の着衣の全ての側面を含む。評価するときは，回答者に保管場所（クローゼット，ドレッサー）から衣服を集め，ボタンを留め，紐を結ぶなどの活動を考えるように求める。
D3.3	食事をする
	この項目は以下のことを指す： ・自分で食べる：つまり食物を切り分け，皿から食物を食べたり，グラスから飲み物を飲んだりする ・食物と飲み物を飲み込む ・摂食困難の原因かもしれない精神的または情緒的要因，例えば，拒食症，過食症またはうつ病 この項目は食事を準備すること（調理）を含まない。 回答者が，経口摂食できない（例，経管栄養）場合，この質問は経口摂食以外に自己投与した際に経験した難しさを指す；例えば摂食機器を準備したり，洗浄したりすること。
D3.4	数日間一人で過ごす
	この質問の意図は，回答者が長期間一人でいるときに感じる難しさ，または安全であるかを判定することである。回答者が過去30日間にこの状況を経験しなかった場合，正しい評価は「N/A」である。 回答者がこの質問に「全く問題なし」の評価をする場合，回答者に難しさがなく，一人でいたかどうか（この場合「1」が正しい），または一人ではなかったかどうか（この場合「N/A」が正しい）を判定するために回答者に確認すること。

領域4：他者との交流

領域4は，他者との関わり，および健康状態によって遭遇するかもしれない難しさを評価する。この情況における「他者」とは，回答者が親しいかよく知っている人々（例，配偶者やパートナー，家族，親しい友人），または回答者が全く知らない（見知らぬ）人々である。

	過去30日間に，どれくらい難しさがありましたか
D4.1	見知らぬ人に応対する
	この項目は，いかなる状況においても見知らぬ人と対話することを指す．例えば： ・小売店主 ・サービススタッフ ・誰かに道を尋ねること 評価するときは，回答者にこのような人々へアプローチすること，および望ましい結果を得るためにうまく対話することについて考えてもらう。
D4.2	友人関係を保つ
	この項目は以下を含む： ・連絡を取り合うこと ・いつも通りに友人と対話すること ・友人達と活動を始めること ・誘われたとき活動に参加すること 回答者が30日間に友人関係を維持する活動をしたことがないと報告する場合がある。この場合，その状況は健康状態によるものかどうかを尋ねること（WHODAS 2.0に定義する通り）。回答者が健康状態によるものであると報告する場合，「全く何もできない」の「5」を記入すること。回答者が健康状態によるものではないと報告した場合，項目「N/A」を記入する。
D4.3	親しい人たちと交流する
	回答者に，彼らが親しいと定義する関係について考えてもらう。その人達は，家族であったり，家族以外であったりする。
D4.4	新しい友人を作る
	この項目は以下を含む： ・知らない人たちと会う機会を求める ・招待に応じて，友人と一緒にいる ・友人関係を作るために連絡するといった社会的コミュニケーション行為をとる 回答者によっては，過去30日間に友達を作る活動をしていないと報告する場合がある。この場合，面接者は，それが健康状態（WHODAS 2.0に定義するとおり）によるものかどうかを尋ねるべきである。回答者が健康状態によると報告した場合，「全く何もできない」の「5」を記入する。回答者が健康状態によるものではないと報告する場合，項目「N/A」と記入する。

D4.5	<u>性的行為</u>をする
	この質問に答えるとき，回答者が性的行為について考えることを思い浮かべてもらう。説明を求められた場合，この質問は以下を指すことを説明する： 　・性交 　・抱擁 　・キス 　・愛撫 　・他の親密な，または性的な行為

領域5：日常活動

　この領域は，日常活動での難しさについての質問を含む。これらの活動は，人々がたいていの日に行うことであり，家庭，仕事および学校の活動を含む。フラッシュカードの#1と#2が見えるようにすること。

　太字で書かれた質問ごとの詳述番号は自己記入版を指し，括弧の番号は面接者版を指す。

	過去30日間に，健康状態が原因でどれくらい難しさがありましたか
D5.1	<u>家庭で要求される</u>作業を行う
	この包括的な質問は，家庭を維持するため，および近くにいる家族や他者の面倒を見るときに回答者が遭遇した難しさについて，回答者の評価を引き出すことを意図している。 　回答者に以下を含む，あらゆる形態の家庭，また家族の要求を考えるように求める： 　・身体的要求 　・情緒的要求 　・財政的要求 　・心理的要求 　一部の文化圏では，男性に家庭での責任がないと示されるかもしれない。そうした状況では，家庭の責任には以下を含むことを説明する： 　・家計のやりくり 　・車と家の修理 　・家の周辺の手入れ 　・子供の学校への送迎 　・家事の手伝い 　・子供の躾け 　必要に応じて，その文化圏内で男性が受け持つ家庭の責任を明確にしうる他の例を加えること。 　ここで，「家庭」は広く定義される。回答者に安定した住居がないような場合には，彼らの身の回りの物を維持し，良い状態に保つ活動があり，この質問はそれらの活動を指す。
D5.2	最も大切な家事を<u>うまく</u>する
D5.3	なすべき全ての家事労働を<u>片付ける</u>
	家事労働をどれくらいうまく終了したか，および必要な家事労働を片付けているかどうか，回答者が自分自身の評価に基づいて判断するように求めること。十分な時間がないなど，他の理由で経験する難しさではなく，回答者が健康状態による難しさのみを報告するように促す（この理由が健康状態によらない限り）。

D5.4	必要に応じてできるだけ早く家事労働を終わらせる
	この質問は，家事労働と責任に関して，回答者が同居している人々の期待と要求を適時に満たすことを指す。
D5.5	毎日の仕事をする/学校へ行く
	この包括的な質問は，毎日の仕事または学校活動で遭遇した難しさについて，回答者の評価を引き出すことを意図している。これは，仕事場での活動および他の関連活動で，時間通りに出勤/登校する，教示に答える，他者を監督する，立案し組織する，期待に応えるなどを含む。
D5.6	最も大切な仕事/学校の課題をうまくする
	仕事または学校の課題を「うまく」達成するとは，監督者や教師の期待通り，または回答者の自己の基準により，あるいは仕事や学校で決められた振る舞い通りに課題を完了することを指す。
D5.7	なすべき全ての仕事を済ます
D5.8	必要に応じてできるだけ早く仕事を済ます
	これらの質問は，仕事量への期待および締切り期限を守ることを指す。

領域6：社会への参加

　領域6は，これまでの5領域とは異なる傾向の質問が提示される。この領域では，周りの人々や彼らを取り巻く社会が，回答者の社会参加をどのように難しくしているかを考えるように求められる。ここでは，自身の活動についてではなく，人々，法律，および彼らがいる社会の特徴から経験する制約について報告することになる。導入部の下線を引いた表現が，回答者の発想の転換を助け，尋ねられることを理解するように強調されなければならない。回答者は，これらの質問の焦点が彼ら自身の難しさによるものではなく，彼らが住む社会により遭遇する問題であるということを理解する必要がある。この領域は，健康状態の影響力に関する質問も含む。

　特にこの領域への導入部では，面接の焦点が過去30日に関するものであることを回答者に気付かせる必要がある。しかし，この特定の領域は，そのような制限された時間枠にあまり適していない；従って，回答者に30日の基準期間に的を絞り続けるように促すことが重要である。

	過去30日間
D6.1	誰もができるやり方で<u>地域社会の活動に加わる</u>のに，どれほど問題がありましたか（例えば，お祭りや，宗教的または他の活動）
	必要であれば，町内会への出席，定期市，または町内・近所・地域社会におけるレジャーやスポーツ活動などの地域社会活動の例を使って，この質問を説明すること。この質問で尋ねようとする問題は，回答者がそれらの活動に加わることができるかどうか，また，回答者がこれらの活動に加わることへ邪魔をする人がいるかどうかである。 　回答者が「誰もができるやり方で」の表現に混乱するように見える場合は，次のことを判断に使うように求めること： 　・地域社会において，一般的な人々が地域社会活動に加わることができる程度を評価する，および 　・評価に関して，回答者が地域社会の活動に加わる難しさの程度を比較する。
	この包括的な質問は，毎日の仕事または学校活動で遭遇した難しさについて，回答者の評価を引き出すことを意図している。これは，仕事場での活動および他の関連活動で，時間通りに出勤/登校する，教示に答える，他者を監督する，立案し組織する，期待に応えるなどを含む。
D6.2	身辺の<u>バリアや妨害</u>のため，どれほど問題がありましたか
	この質問の意図は，他者ができるような目標や計画を実現するために回答者がどれくらい妨げられたかを判定することである。ここでの概念は，社会または他者がもたらす外的妨害という観点から回答者が直面することである。バリアには以下のものを含む： 　・身体的—例えば，教会に入るためのスロープがないこと；および 　・社会的—例えば，障害者を差別する法律，およびバリアをもたらす他者の否定的な態度
D6.3	他人の態度や行為のため，<u>自分らしさを持って</u>生きることに，どれほど問題がありましたか
	回答者に，自分自身について，また自分の行いおよび生き方に尊厳や誇りを持って生きる際に抱える問題を考えてもらう。
D6.4	健康問題やその改善のために，どれくらい<u>時間</u>をかける必要がありましたか
	この質問は，回答者が自身の健康状態に関するあらゆる側面について，包括的評価，または回答者が費やした過去30日間をよく理解することを求める。これは，以下のような活動に費やした時間を含む： 　・治療施設に通う 　・健康状態に関わる財政問題の処理。例えば，請求書，保険の払戻し，または給付金の受給 　・自身の健康状態に関する情報を得たり，自身の健康状態について他者に理解してもらう
D6.5	健康状態のために，どれくらい<u>感情的に影響</u>を受けましたか
	この質問は，回答者が自身の健康状態によって，どれくらい感情的に影響されたかを指す。感情は，怒り・悲しみ・後悔・感謝・賞賛，または他の肯定的または否定的感情を含む。
D6.6	あなたの健康状態は，あなたや家族に，どれくらい<u>経済的損失</u>をもたらしましたか
	家族とは親戚を含む広い定義である；しかし，これは回答者と血縁関係のない，家族のように考えられる人々も含み，健康状態の財政面を共有する人々全てを含む。この質問の焦点は，健康状態によって生じるニーズを満たすための個人の貯金や現在の収入の損失に関するものである。回答者自身は，大きな財政的損失を経験しているが，家族はそうでない場合，またはその反対の場合，いずれかの当事者が経験した損失に基づいて質問に答えるべきである。

D6.7	あなたの健康問題により，家族はどれくらい大きな問題を抱えましたか
	ここでの焦点は，回答者の健康状態とその人が暮らす社会との交流で生じた問題についてである。この質問は，家族が抱える問題について情報を求める；これらは財政的，感情的，身体的問題などを含む。用語「家族」はD6.6に定義している。
D6.8	リラックスしたり，楽しんだりするために，自分で何かを行うのにどれくらい問題がありましたか
	回答者に，現在望んでいるレジャーへの興味，望んでいるが健康状態のためにできないレジャー，および社会から課される制約を考えてもらう。 　例えば，次のような回答者を含む： ・小説を読みたいが，地域の図書館が大きな活字で印刷した本を備えていないので制限される人；および ・映画を見たいが，ほとんどが聴覚障害者用の字幕付きで製作されていないので見ることができない人。 　遭遇する問題の全体的評価を提供すること。

7.3　質問F1〜F5：フェイスシート

　質問F1〜F5は，各回答者に関する人口統計学的情報を集めることを意図しており，面接開始前に面接者が完成すべきものである。

F1	回答者または参加者の識別番号を記録する。
F2	面接者の識別番号を記録する。
F3	評価の時点を記録する（タイム1，タイム2など）
F4	日/月/年で面接の日付を記録し，空白をゼロで埋める。 例えば2009年5月1日は，05/01/09ではなく01/05/09と記録する。
F5	面接時における回答者の生活状況を示す。 ・1＝地域社会で独立（すなわち，一人暮らしで家族または友人が地域社会にいる）。 ・2＝支援を得て生活（すなわち，地域社会に住んでいるが，少なくとも一部の日常活動で定期的な専門家の支援を受けている，例えば，買物，入浴，食事の準備など）。 ・3＝入院中（すなわち，福祉施設，病院またはリハビリ施設など24時間管理される環境に住んでいる）。

7.4　質問H1〜H3：難しさが及ぼす影響

　質問H1〜H3は，回答者が遭遇してきた生活に影響するさまざまな難しさの程度を評価する。

H1	全体として，過去30日間の何日くらい，こうした難しさがありましたか	
	これは面接で調べられる全ての難しさに関する全般的評価である。	
H2	健康状態のために，過去30日間に何日くらい，通常の活動や仕事が全くできませんでしたか	
	この質問に答えるとき，「全くできない」という回答者自身の定義を使うように促すこと。	
H3	全くできなかった日を除いて，健康状態により過去30日間に何日くらい，通常の活動や仕事を，途中で止めたり，または減らしたりしましたか	
	回答者が活動を行うことが全くできなかった日数のみを数えるのでなく，通常の活動を減らした日数を考えてもらう。	

7.5　質問S1～S12：短縮版の質問

「S」の字で始まる質問は，WHODAS 2.0 12項目と12+24項目面接者版のみに表示される。

・12項目版では，常に全てのS項目（S1～S12）を質問する。
・12+24項目版では，S1～S5を常に質問するが，S6～S12は回答者が最初の5つの項目で難しさを示した場合のみ質問する。

	過去30日間に，どれくらいの難しさがありましたか
S1	長時間（30分くらい）立っている
S2	家庭で要求される作業を行う
	この包括的な質問は，家庭を維持するため，および近くにいる家族や他者の面倒を見るときに回答者が遭遇した難しさについて，回答者自身の評価を引き出すことを意図している。 回答者に対して，家庭，または家族に関する全ての形態の要求を考えるように求める： ・身体的 ・情緒的 ・財政的 ・心理的 一部の文化圏では，男性には家庭での責任がないと示されるかもしれない。そうした状況では，家庭の責任には以下を含むことを説明する： ・家計のやりくり ・車と家の修理 ・家の周辺の手入れ ・子供の学校への送迎 ・家事の手伝い ・子供の躾け 必要に応じて，その文化圏で男性が受け持つ家庭の責任を明確にしうる他の例を加えること。ここでの「家庭」は広く定義される。参加者に安定した住居がないような場合には，彼らの身の回りの物を維持し，良い状態に保つ活動があり，この質問はそれらの活動を指す。

S3	<u>新しい課題</u>，例えば，初めての場所へ行く方法を<u>学ぶ</u>
	この質問では，新しい道順を学ぶことが例として提供される。回答者が説明を求めるか，または初めての土地への行き方を知ることだけ考えているように見える場合，何か新しい学習を要した，前月の他の状況を思い浮かべるように促すこと。例えば： ・仕事での課題（例，新しい手続きや職務） ・学校（例，新しい授業） ・家庭（例，家の修繕に関する新しい仕事を学ぶ） ・レジャー（例，新しいゲームや工芸を学ぶ） 　回答者が自分で評価する場合，回答者自身が新しい情報をどれくらい容易に習得したか，学ぶのにどれくらい手助けや反復が必要だったか，および学んだことをどれくらいよく覚えたかを考えてもらう。
S4	誰もができるやり方で<u>地域社会の活動に加わる</u>のに，どれほど問題がありましたか（例えば，お祭りや，宗教的または他の活動）
	必要であれば，町内会への出席，定期市，または町内・近所・地域社会におけるレジャーやスポーツ活動などの地域社会活動の例を使って，この質問を説明すること。この質問で尋ねようとする問題は，回答者がそれらの活動に加わることができるかどうか，または，回答者がこれらの活動に加わることへ邪魔をする人がいるかどうかである。 　回答者が「誰もができるやり方で」の表現に混乱するように見える場合は，次のことを判断に使うように求めること： ・地域社会において，一般の人々が地域社会活動に加わることができる程度を評価する，および ・評価に関して，回答者が地域社会の活動に加わる難しさの程度を比べる。
S5	健康状態のために，どれくらい<u>感情的な影響</u>を受けましたか
	この質問は，回答者が自身の健康状態によって，どれくらい感情的に影響されたかを指す。感情は，怒り・悲しみ・後悔・感謝・賞賛，または他の肯定的または否定的感情を含む。
S6	何かをするとき，<u>10分間集中する</u>
	この質問は，回答者が短い時間（ここでは10分間）集中することが難しいかを判断する意図がある。ふつう，回答者はこの項目を理解できる。しかし，説明を要求された場合，回答者がある問題で頭がいっぱいになっていたり，ひどく気が散るような環境にいるときでなく，通常の環境での集中力について考えるように促す。必要であれば，回答者が何かしている間の集中（例えば，仕事，読書，書き物，絵を描く，楽器を演奏する，装置を組み立てるなど）について考えるように促す。
S7	<u>1kmほどの長距離を歩く</u>
	必要な場合，距離を英単位に換算すること。 　回答者が過去30日間にこの距離を歩いたことがないと報告した場合，面接者はそれが健康状態（WHODAS 2.0の定義通り）によるものかどうか尋ねるべきである。回答者が，歩かないのは健康状態によるものだと報告する場合，「全く何もできない」の「5」を記入する。回答者が，歩かないのは健康状態によるものではないと報告する場合，「該当なし」の「N/A」を記入する。

S8	全身を洗う	
	この質問は，回答者の文化圏において通常行われる方法で，回答者が全身を洗うことを指す。 　もし回答者が，過去30日間に体を洗ったことがないと報告する場合，それが健康状態によるものかどうかを尋ねること（WHODAS 2.0に定義する通り）。回答者が，健康状態によると報告する場合，「全く何もできない」の「5」を記入する。回答者が，身体を洗わないのは健康状態によるものではないと報告する場合，「該当なし」の「N/A」を記入する。	
S9	自分で服を着る	
	この質問は，上半身・下半身の着衣の全ての側面を含む。評価するときには，回答者に保管場所（クローゼットやドレッサー）から衣服を集め，ボタンを留め，紐を結ぶなどの活動を考えるように求める。	
S10	見知らぬ人に応対する	
	この項目は，いかなる状況においても見知らぬ人と対話することを指す，例えば： 　・小売店主 　・サービススタッフ 　・誰かに道を尋ねること 　評価するときは，回答者にこのような人々へアプローチすること，および望ましい結果を得るためにうまく対話することについて考えてもらう。	
S11	友人関係を保つ	
	この項目は以下を含む： 　・連絡を取り合うこと 　・いつも通りに友人と対話すること 　・友人達と活動を始めること 　・誘われたとき活動に参加すること 　回答者が30日間に友人関係を維持する活動をしたことがないと報告する場合がある。この場合，その状況は健康状態によるものかどうかを尋ねること（WHODAS 2.0に定義する通り）。回答者が健康状態によるものであると報告する場合，「全く何もできない」の「5」である。回答者が健康状態によるものではないと報告する場合，項目「N/A」を記入する。	
S12	毎日の仕事をする / 学校へ行く	
	この包括的な質問は，毎日の仕事または学校における活動で遭遇した難しさについて，回答者の評価を引き出すことを意図している。これは，仕事場での活動および他の関連活動で，時間通りに出勤/登校する，教示に答える，他者を監督する，立案し組織する，期待に応えるなどを含む。	

Chapter 8 SPSSを使った全体得点の自動計算構文

下記に記入する採点アルゴリズムは，WHOホームページのWHODAS 2.0セクションからSPSSフォーマットでダウンロードできる。[1]

多値項目の記録：

RECODE

D1_1

(1=0) (2=1) (3=2) (4=3) (5=4) INTO D11.

RECODE

D1_2

(1=0) (2=1) (3=2) (4=3) (5=4) INTO D12.

RECODE

D1_3

(1=0) (2=1) (3=2) (4=3) (5=4) INTO D13.

RECODE

D1_4

(1=0) (2=1) (3=2) (4=3) (5=4) INTO D14.

RECODE

D1_5

(1=0) (2=1) (3=1) (4=2) (5=2) INTO D15.

RECODE

D1_6

(1=0) (2=1) (3=1) (4=2) (5=2) INTO D16.

RECODE

D2_1

(1=0) (2=1) (3=2) (4=3) (5=4) INTO D21.

RECODE

D2_2

---

[1] http://www.who.int/whodas

(1=0) (2=1) (3=1) (4=2) (5=2) INTO D22.
RECODE
D2_3
(1=0) (2=1) (3=1) (4=2) (5=2) INTO D23.
RECODE
D2_4
(1=0) (2=1) (3=2) (4=3) (5=4) INTO D24.
RECODE
D2_5
(1=0) (2=1) (3=2) (4=3) (5=4) INTO D25.
RECODE
D3_1
(1=0) (2=1) (3=1) (4=2) (5=2) INTO D31.
RECODE
D3_2
(1=0) (2=1) (3=2) (4=3) (5=4) INTO D32.
RECODE
D3_3
(1=0) (2=1) (3=1) (4=2) (5=2) INTO D33.
RECODE
D3_4
(1=0) (2=1) (3=1) (4=2) (5=2) INTO D34.
RECODE
D4_1
(1=0) (2=1) (3=1) (4=2) (5=2) INTO D41.
RECODE
D4_2
(1=0) (2=1) (3=1) (4=2) (5=2) INTO D42.
RECODE
D4_3
(1=0) (2=1) (3=1) (4=2) (5=2) INTO D43.
RECODE

RECODE D4_4 (1=0) (2=1) (3=2) (4=3) (5=4) INTO D44.

RECODE D4_5 (1=0) (2=1) (3=1) (4=2) (5=2) INTO D45.

RECODE D5_2 (1=0) (2=1) (3=1) (4=2) (5=2) INTO D52.

RECODE D5_3 (1=0) (2=1) (3=1) (4=2) (5=2) INTO D53.

RECODE D5_4 (1=0) (2=1) (3=2) (4=3) (5=4) INTO D54.

RECODE D5_5 (1=0) (2=1) (3=1) (4=2) (5=2) INTO D55.

RECODE D6_1 (1=0) (2=1) (3=1) (4=2) (5=2) INTO D61.

RECODE D6_2 (1=0) (2=1) (3=2) (4=3) (5=4) INTO D62.

RECODE D6_3 (1=0) (2=1) (3=1) (4=2) (5=2) INTO D63.

RECODE D6_4 (1=0) (2=1) (3=2) (4=3) (5=4) INTO D64.

RECODE D6_5 (1=0) (2=1) (3=2) (4=3) (5=4) INTO D65.

RECODE

D6_6

(1=0) (2=1) (3=1) (4=2) (5=2) INTO D66.

RECODE

D6_7

(1=0) (2=1) (3=2) (4=3) (5=4) INTO D67.

RECODE

D6_8

(1=0) (2=1) (3=1) (4=2) (5=2) INTO D68.

RECODE

D5_8

(1=0) (2=1) (3=1) (4=2) (5=2) INTO D58.

RECODE

D5_9

(1=0) (2=1) (3=2) (4=3) (5=4) INTO D59.

RECODE

D5_10

(1=0) (2=1) (3=2) (4=3) (5=4) INTO D510.

RECODE

D5_11

(1=0) (2=1) (3=2) (4=3) (5=4) INTO D511.

領域(do)の集計得点；領域1はDo1，領域2はDo2などと短縮される。

compute Do1 = (d11+d12+d13+d14+d15+d16)*100/20.

compute Do2 = (d21+d22+d23+d24+d25)*100/16.

compute Do3 = (d31+d32+d33+d34)*100/10.

compute Do4 = (d41+d42+d43+d44+d45)*100/12.

compute Do51 = (d52+d53+d54+d55)*100/10.

compute Do52 = (d58+d59+d510+d511)*100/14.

compute Do6 = (d61+d62+d63+d64+d65+d66+d67+D68)*100/24.

報酬を得る仕事の項目がないWHODAS 2.0の集計得点：

計算

st_s32＝（D11+D12+D13+D14+D15+D16+D21+D22+D23+D24+D25+D31+D32+D33+D34
+D41+D42+D43+D44+D45+D52+D53+D54+D55+D61+D62+D63+D64+D65+D66+D67
+D68）*100/92.

報酬を得る仕事の項目があるWHODAS 2.0の集計得点：

計算

st_s36＝（D11+D12+D13+D14+D15+D16+D21+D22+D23+D24+D25+D31+D32+D33+D34+
D41+D42+D43+D44+D45+D52+D53+D54+D55+D58+D59+D510+D511 +D61+D62+D63
+D64+D65+D66+D67+D68）*100/106 .

Chapter 9 WHODAS 2.0を使用するための指針と練習

本章は，WHODAS 2.0を実施する人々に向けたものである。読者は，まず評価票からデータを集める際に標準化とプライバシーの重要性を説明するChapter 5（セクション5.3）を読むべきである。Chapter 5は，質問に答えるための参照枠に関する背景情報も提供している。

目的

Chapter5（セクション5.3）に答えるための参照枠に関するサブセクションを読むと以下のことができるようになる：
・回答者がWHODAS 2.0の質問に答えるとき，考慮すべき6つの要点を述べることができる；および
・「全く何もできない」と「該当しない」の答えを区別できる

9.1　面接者版の詳述

このセクションは，面接者版のみに関係し，面接者が実施する代理人版を含むこれらの版に固有な情報を含んでいる。

目的

一般的な面接の教示に関するこのセクションを読むと，以下のことができるようになる：
・よい面接技法の主たる特徴を識別する；
・面接導入中に見直すべき主な要点をリスト化できる；および
・面接中に回答者にフィードバックを与えるための2つの理由を述べられる

WHODAS 2.0の実施準備をするとき，面接に関する一般的な要点を見直すことが大事である。次の点に留意すること：

・真剣に，快適に，自信を持って行う；神経質になると回答者は不安を感じる。
・面接の雰囲気を作るために，ゆっくり，はっきり話す。
・調査に関心がある様子を示す。
・調査について，回答者がさまざまな情報を要求することを認識して，それに従って導入を調整する。

いくつかの要点を下記に説明する．

適切な面接導入を行う

　適切な面接導入は，面接に不可欠である．これは面接の目的（ゴール）を伝え，対話の雰囲気を作る．導入では必ず以下のことを明確に伝える：

・あなたの名前と所属；
・あなたが専門の面接者または臨床家であること；
・あなたが合法的で信頼できる組織を代表していること；
・評価票は情報を集めるためのもので，重要で価値ある研究であること；
・回答者の参加は，研究の成功にとって極めて重要であること；および
・得られた回答は，法律またはその地域特有の規則によって守秘されること

必要に応じたフィードバックの提供

　フィードバックを提供する際は，面接中の回答者の行動に対して中立的な表現を使用すること．フィードバックは，面接におけるコントロールを維持するうえで効果的な方策である．フィードバックは，以下のために使用できる：

・集中して耳を傾けるように回答者の態度を促す；および
・余談，気が散ること，および不適切な質問を控えさせる

　回答者が不適切な質問をする（例，アドバイスや情報，または面接者の個人的経験を尋ねる）場合，次の表現のうち1つを使うこと：

・「この面接は，あなたの体験について知ることに関心があります」
・「終わったら，それについて話しましょう」
・「後でそれに触れます」

　回答者が長々と回答したり，必要以上の情報を提供したりして質問から脱線する場合は，以下の表現のうち1つを使う：

・「尋ねる質問がたくさんあるので，今は次の質問に移りましょう」

・「あなたがそれについてもっと話したければ，面接が終ってからにしましょう」

これら2つの文章は，一緒に使うと大変有効である。沈黙もまた不適切な回答や会話を控えさせるのに有効なツールである。

9.2 印字表現

> **目的**
>
> 印字表現に関するこのセクションを読むと，以下のことができるようになる：
> ・WHODAS 2.0に記入された面接者への教示を識別し，適切に使用する；および
> ・さまざまな活字書体（青；太字と斜体；下線），括弧（角括弧）の意味を知る

面接者版は，下記の印字表現を使用している。このセクションを読むときは，WHODAS 2.0を参照し，必ずこれらの規約に精通していること。

1　面接者への教示

青い標準活字体で書かれたものは全て，回答者に向けて読むことを意味する。***太字と斜体***で書かれたものは面接者への教示であり，声を出して読んではいけない。

例：

B2 過去30日間の身体的健康をどのように評価しますか

（回答者に対して回答尺度を読むこと）

この場合，面接者は回答尺度を，声に出して読む。

2　質問内における省略（スキップ）

「省略（スキップ）教示」は，***太字と斜体***で印刷されている。コンピュータ版では，省略は自動的にプログラムされている。

例：

D5.7の前

ボックスにチェックが入っている場合は続け，そうでない場合は次ページの領域6に進むこと。

3　下線を引いた活字

質問の中で下線を引いた活字体は，回答者に読むとき強調すべき重要な言葉または表現である。

4　逐語的に入力

コンピュータモニタ上の空行または空白は，面接者が回答者の答えを記録すべきときに提供される。

回答は述べられた通りに正しく記録すべきである。

このタイプの回答では，さらに詳述が要請されることがある。

例：

A5　どちらが最もよくあなたの仕事の状況を表していますか

(最適な選択肢を1つ選んでください)

選択9その他（詳しく述べる）＿＿＿＿＿

5　括弧

括弧（　）は，要点を説明するための例を含む。

括弧内の全ての項目を回答者に向かって読むこと。

例：

S4　誰もができるやり方で地域社会の活動に加わるのにどれくらい問題がありましたか（例えば，お祭りや，宗教的または他の活動）

この場合，面接者は括弧内のテキストを声に出して読む。

6　角括弧

角括弧［　］は，通訳者への教示を含む。必要な場合，質問自体，または回答者の文化圏への適用性を明確にするために，英語を話す面接者もこれらの指針に従うこと。

例：

D2.5　1km［同等］ほどの長距離を歩く

9.3　フラッシュカードの使用

> **目的**
>
> フラッシュカードに関するこのセクションを読んだ後，以下のことができるようになる：
> ・2枚のWHODAS 2.0フラッシュカードを識別し，適切に使用する

　2枚のフラッシュカードは，WHODAS 2.0面接者版で使われる。フラッシュカードの目的は視覚的手がかりを示し，また問題に答える間，回答者に情報の重要事項について記憶してもらうためである。このセクションを読むとき，フラッシュカードを見直すこと。

　フラッシュカード#1は，面接に使う最初のカードである。このカードは「健康状態」と「難しさ」が如何に定義されているかの情報を提供し，回答者に評価の時間枠が過去30日間であることを気付かせる。このカードの情報は，回答者にとって，面接を通して有用な注意事項を提供する。

　フラッシュカード#2は，面接に使う2つ目のカードである。このカードは，大抵の質問に使われる回答尺度を提供する。この尺度を紹介するときは，番号と対応する文言を声に出して読むべきである。回答者は答えを指さすか，または口頭で回答を提供することになるが，後者が望ましいだろう。

- フラッシュカード#1と#2は，面接中ずっと回答者に見えるようにすること。
- 評価票に記されている面接者の教示に従うこと。各フラッシュカードは回答者に示しておくこと。

9.4　質問の仕方

> **目的**
>
> WHODAS 2.0の質問の仕方に関するこのセクションを読んだ後，以下のことができるようになる：
> ・回答者に問いかけるために標準化された手続きを使用する

　回答者間の比較可能性を保証するために，表示される質問を順番に，また全て読むこと。質問の言い回しや順序が僅かに異なるだけで，それは回答に影響しうる。

1　書かれている通りに質問を読む

　回答者に対しては，評価票に表示される通りに正確に質問を読むこと。WHODAS 2.0の実施に関するこの規則には2つの例外がある－文法的変化および多様な回答を下記に説明する。

文法的変化

　必要であれば，質問の文言を文法的に正しく調節すること。主にこれは，1つの難しさをある領域で特定するときに生じる。

　例：

- 質問「これらの難しさはどれくらい生活を妨げましたか」に対して，回答者が領域において1つのみの難しさを示す場合，複数の「難しさ」という言葉を単数の「難しさ」に，「これら」を「これ」に変えること。

回答の検証

　必要であれば，評価尺度に使われる文言の形状を修正し，意味をなすようにすること。

　例：

- 「健康状態によって，どれくらい感情的に影響を受けましたか」の質問に対して，答えが「どれもない」は，文法的におかしく，正しくない。この場合，「どれもない」は，文法的に正しい「全くない」に変えることができる。多くの回答者は自動的にこれを変換するが，面接者は必要であれば指針を提供できる。

2　全体の質問を読む

　回答者の答えを受け入れる前に，回答者が全体の質問を聞いているかどうかを確認し，その人が質問すべての内容を考慮するようにする。回答者が質問全体を聞く前に，それを遮るような場合は，質問を繰返し，必ず終わりまで聞かせる。よく考えられていない回答は，書かれている質問に対する適切な答えとみなせない。

3　導入の表現を使う

　「どれくらい難しさがありましたか」という表現は，面接中に頻繁に使われる。必要に応じてこの表現を用いる頻度を増やし（または減らし），回答者が面接を完了するようにするか，質問がより滑らかに進むようにすること。

4 教示された箇所でフラッシュカードを使う

たいていの質問では，回答者に重要な情報を思い出させるためにフラッシュカードを使用する。(*フラッシュカード#を指さす*) という文章は，フラッシュカードが示されるべき各箇所を指している。

回答者の答えを推測しないこと。面接者は，しばしば面接の初期に回答者の生活状況や健康状態に強い印象を受け，いくつかの質問の回答が否定的であると確信してしまう。その所為で，これらの質問を飛ばしたり，「これは多分あなたに当てはまらないと思いますが，しかし……」などといった表現を用いたくなる。このやり方では，正確な情報を得たり，前の質問が実際どの程度，後の質問の答えを予測するかが分からなくなる。憶測を避け，そのようなコメントをすることで否定的な答えに向かう偏見を避けること。

9.5 不明確な回答の明確化

> **目的**
> 不明確な回答の明確化に関するこのセクションを読んだ後，以下のことができるようになる：
> ・明確で厳密な調査のために標準化された手続きを用いる

回答者が全て，または一部の質問を理解できず答えられない場合，明確化が必要である。

回答者が質問を理解しているように見えても，質問の目的を満たさないような回答であれば，詳しく調べる必要がある。この場合，指示的でない口添えをするか，または質問を繰り返すこと。

1 明確化と口添え

(a) 回答者が質問全体を聞いたかどうか不確かな場合は，質問を繰り返すこと。例えば，回答者が見当違いの答えをするとか，質問の全ての側面を理解していないように見える場合，質問すべて，または理解されていなかった部分を再読すること。

(b) 回答者が質問の特定箇所について尋ねる場合，その部分のみを繰り返すこと。

(c) 1つの回答の選択肢を繰り返すように求められた場合，全ての選択肢を繰り返すこと。ただし，回答者が当該の選択肢を明らかに除外した場合，その選択肢を除く，全ての選択肢を繰り返すこと。

(d) 質問文や中立的な内容の口添えをし，質問への偏りをもたらすことを避ける。

(e) 質問を繰り返す場合，中立的な導入を用いることが円滑な移行に役立つ；例えば，以下

を用いて繰り返し質問を始める：

- 全体的には……。
  - 質問を繰り返させてください……。
  - ええ，一般的に……。
  - 一般的に言えば……。

(f) 回答者が，尋ねられたことについて説明を求めた場合，まず単に質問を繰り返す。回答者がこの方法では分からないと思う場合，Chapter 7に質問別の詳述があるので，そこに書かれている通りの説明を使うこと；項目や説明に他の定義を使ってはならない。

(g) 回答者が各質問の目的ではない用語，または説明の定義を求める場合，質問の言葉，表現あるいは概念について回答者自身の定義または解釈を使って質問に答えるように教示する。これを行うには，次のような表現を使う：

- ……があなたにとって意味することは何でも。
- あなたが……と考えることなら何でも

2　口添えの種類

回答者が面接の一部として提供しようとする説明に助けが必要な場合は，中立的な内容の口添えをすること。評価尺度を使用する質問は，1つの答えのみを丸で囲むべきである。適切な中立的内容の口添えの例は以下を含む：

- それはどういう意味なのか言ってくれませんか
- それについて詳しく言ってくれませんか
- どう思いますか
- 少し問題ありまたはいくらか問題ありのどちらに近いですか
- 他のことを思い浮かべてくれませんか
- もっとも適切な評価はなんですか
- もっと詳しく言ってもらえませんか
- もっとも適切な推測を教えてくれませんか
- 全体的評価を1つ提供してくれませんか

3　口添えが必要な一般的な状況

下記は，WHODAS 2.0における口添えが必要な一般的状況である．

分からない

回答者が「分からない」と答える場合の一般的なルールは，質問を繰り返すことである．それがうまく行かない場合，「分からない」（DK）を受け入れる前に回答者に1度口添えをする．思い出させる努力は，「あなたが一番よいと思う推測を述べてくださいませんか」などと，促すべきである．回答者がなお答えることができない場合，「DK」が左欄外に記録される．コンピュータ版の評価票は，DKの回答カテゴリを提供している．

該当なし

回答者は，質問が自己の状況に当てはまらないと感じる場合がある；例えば，質問される状況に遭遇しなかった場合である（性的行為に関する質問D4.5など）．この場合，左欄外にN/A，またはコンピュータ版のN/Aの回答選択がある項目を記録すること．

「該当しない」の回答には，すべて口添えすること．口添えの過程で，回答者がその活動ができないので質問は自分に該当しないと思っているように見える場合，その項目尺度を「全く何もできない」の「5」として採点する．この状況の適切な口添えは次の通りである：

・この質問は，なぜ当てはまらないか言ってくれませんか

回答者が述べる理由は，彼らの文化圏でその活動が期待されないか，または過去30日間にその活動を体験していないなどの問題を含む場合がある．

矛盾

矛盾する回答を探す．回答者がフラッシュカードの情報を忘れているように見える場合，必要に応じて，なるべく頻繁にその情報を再参照させる．例えば，回答者が質問にはっきり答えているが，健康状態以外の理由で難しさを示す場合などである．フラッシュカードの情報を合図として使うことは役立つが，認識された矛盾を解決するために際限なく口添えをすることや，対立を招くことは避けること．

9.6 データの記録

> **目的**
>
> データの記録に関するこのセクションを読んだ後，以下のことができるようになる：
> ・WHODAS 2.0面接者版を適切に完了できる

　データを記録するときは，赤インクや赤鉛筆を使わないこと。非制限応答（open-ended responses）への全ての答えを活字体ではっきり書くこと。

イエス・ノー選択式の質問（closed questions）
　与えられたスペースに全ての答えを書く，またはタイプすること。

答えを丸で囲むこと
　たいていの質問は答えに丸をつけることを要求している。コンピュータは，1つの回答選択のみを認めるので，1つの番号のみを丸で囲むこと。

面接者による訂正
　回答者の気が変わるか，または面接者のミスで，間違った答えに丸をつけてしまった場合，間違った答えに斜線（/）を引き，正しい答えに丸を付けるか，正しい答えを上に書き込むこと。コンピュータ版の評価票では，答えを容易に訂正できる。

コードの記入
　一部の回答では，番号を記入する必要がある；この場合，答えを「右揃え」にすること。
例：
A3　全部で何年間，学校（小学校から短大・大学，専門学校を含む）で学びましたか
答え「9年」は「09年」と書く。

余白の注記
イエス・ノー選択式の質問に対して認められる回答
　回答者がコード化できる回答を求められていても，その答えに「もし…ならば」，「それ以外」，または「しかし」などの条件付き説明を加えることがある。そのようなコメントは調査者にとって重要な情報を提供するので，版の左余白にそれを記録すること。

コード化される回答に関しては表示される通り，スキップルールに従って続けること。ときには回答者は条件を付けることなく単に答えを説明する。説明は「なぜなら」，「するとき」など，回答に同義語を使ってしばしば示される。そのような回答者のコメントは余白に記録しないこと。

回答者の答えの不確かさ

　回答者の答えが不確かな場合，質問を繰り返し，答えを正確に記録すること。すなわち，不確かな場合，回答を言い換えないこと。回答は明確だが，記入の仕方が定かでない場合，左余白に十分な情報を記録し，主任調査者または研究コーディネータに決めてもらうこと。主任調査者または研究調整官に対して，回答の不確かさを示すために左余白に疑問符（？）を記す。

欠損値

質問のし忘れ（ミス）

　面接中誤って質問をし忘れた場合，版の左余白に「し忘れ（ミス）」と記入すること。これは、その担当編集者に質問がなされなかったことを示す。

　質問し忘れしたことを面接中に気付いた場合，戻って質問し，質問が順序通り提示されなかったことを余白に記録する。

　聞き忘れた質問が，面接後に見つかった場合，回答者に再度連絡するか，または欠損値として受け入れるかどうか決定すること。コンピュータ版では，質問に答えない場合，面接者は先へ進めない。

答えの拒否

　質問への答えを拒否された場合，常に左余白，または回答を記録するために提供される空白に「拒否（RF）」と書き込み，記録すること。コンピュータ版の評価票を使用する場合，拒否された質問を「分からない」として採点すること。コンピュータ版を使うときに，自由記述への回答が拒否された場合は，答えのために提供された場所に「回答者が拒否」と記入すること。

スキップされる質問

　スキップルールによりスキップした質問は，空白のままにしておくこと。コンピュータ版に組み込まれたスキップは自動的に次の質問に進む。

面接後の編集

面接の際，ときには会話の流れを維持するために，データの記録をほどよく整理する必要があるかもしれない．全てのデータが調査者にとって，有意義かつ明確で判読可能な手続きで記録されるように，記録されたデータを面接後に下記に述べる方法で必要に応じて整理すること．

- 各面接の終了直後－そして次の面接を始める前に－全ての質問が読みやすく，また完全に答えられているかどうかを徹底的に確認する．できれば，回答者に記入漏れの訂正を助けてもらえるように，回答者が側にいる間に行う．
- 編集後，面接中に無意識にスキップされた質問は左余白に「し忘れ（ミス）した」と入力する．
- 完成した面接内容は，少なくとも1週間に1度，調査の管理者に提出し，実施に関する間違いを見つけて，次の面接に入る前に手続きを訂正しておく．

9.7　問題および解決策

WHODAS 2.0を実施する際にみられる一般的な問題のリスト，およびそれらの問題の解決策を下記に述べる．

問題

「該当なし」を記入するときと「全く何もできない」を記入するときが分かりにくい．

解決策

WHODAS 2.0は，回答者が実際に行う活動で遭遇する難しさの量を判定することを求めているのであって，行いたい，または行うことができるが行わない活動ではない．回答者が健康状態により活動ができない場合，その項目を「全く何もできない」の「5」と評価する．

回答者が過去30日間に活動したことがないが，それが健康状態によるものでない場合，その項目を「該当なし」の「N/A」と評価する．

問題

回答者が，自分自身の現在の機能について面接者（または他者）の理解に対応しない答えを述べる．

解決策

WHODAS 2.0は，回答者の観点から－代理人版の場合は，回答者の機能を参照する代理人回答者の観点から回答を測定する。面接者は，常に回答者の答えに同意するとは限らないが，記録される答えは与えられた答えでなければならない。これは苛立たしいことかもしれないが，評価票の実施の一貫性を提供するために，調査者はこの基準に従わなければならない。

> **問題**
> 回答者が明確に記入できる答えを述べない。

解決策

回答者が明確な答えを述べない場合，明確化するために回答者にさらに質問する。

> **問題**
> 質問が繰り返されることに回答者が苛立つ。

解決策

WHODAS 2.0の質問の一部には，似かよっているように聞こえるものがある。一部の事例では，面接者が前の答えを聞いていなかったのではないかと回答者が苛立つことがある。こうした状況では，面接者には2つの選択肢がある：

- 前口上を述べて質問する－つまり，以前の回答を承知しているという前口上付きで質問を読む；例えば
  - 「あなたは前に……と言いましたが，やはり，書いてある通りこの質問を尋ねる必要があります」
- 回答を確認する－つまり，回答者がすでに述べた情報を確認する手続きで質問を繰り返す；例えば
  - 「あなたは前に……と言いましたが，正しいですか」

Chapter 10 自己テスト

　本章では，読者はこの訓練マニュアルに含まれる資料の最終的な見直しができます。まず，以下の質問に答えて，次に，このマニュアルの84頁を開いてあなたの答えをチェックしてみてください。それぞれの答えの横にある括弧内には，答えを導き出す情報を提供するセクションがあります。誤って質問に回答した場合は，表示されるセクションに戻り，訓練マニュアルを再読してください。訓練マニュアルに含まれる資料を詳しく知れば知るほど，WHODAS 2.0の実施が簡単になります。

10.1　質問

1.　過去30日間に回答者は足の骨折により1km歩いたことがない。この項目の記入は：
    - ☐　a.「全く何もできない」
    - ☐　b.「該当なし」

2.　回答者は脊髄を損傷しており，自分で体を洗うことができない。しかし通常，彼女はヘルパーに助けてもらい，この助けで体を洗うことに難しさはない。この活動の難しさの記入は：
    - ☐　a.「全く何もできない」
    - ☐　b.「全く問題なし」

3.　WHODAS 2.0面接者版では，標準活字体で書かれたものは回答者に読み上げることを意味する。
    - ☐　a. 正
    - ☐　b. 誤

4.　面接者は，要点を説明するために括弧内に含まれるそれぞれの例を声を出して読む必要がある。
    - ☐　a. 正
    - ☐　b. 誤

5. 回答者は，フラッシュカードの答えを指さすか，口頭で回答できる。
   - [ ] a. 正
   - [ ] b. 誤

6. 回答者が質問全体を聞かないうちに面接者を遮る場合，面接者は最初から質問を繰り返さなければならない。
   - [ ] a. 正
   - [ ] b. 誤

7. 回答者が質問の特定の部分について尋ねる場合，その質問文すべてを繰り返すべきである。
   - [ ] a. 正
   - [ ] b. 誤

8. 回答者が「分からない」と答え，口添えによる質問が別の回答を引き出さない場合，面接者は最初の答えを記録すべきである。
   - [ ] a. 正
   - [ ] b. 誤

9. 面接者は，回答者の答えに矛盾が見られる場合，それを解決するために自由に口添えができる。
   - [ ] a. 正
   - [ ] b. 誤

10. 回答者が自分自身の現在の機能について，面接者の理解に対応しない答えを述べる場合，記録される答えは：
    - [ ] a. 回答者によるもの
    - [ ] b. 面接者によるもの

11. 回答者が自己の難しさについて報告できない場合，代理人の報告を使うことができる。この場合，代理人が完成すべきものは：
    - [ ] a. 回答者が答えることをどう認識するかについての答えを入れた自己記入版
    - [ ] b. 回答者の認識を入れた代理人版

12. WHODAS 2.0では,「健康状態」はアルコール問題と薬物問題のみならず,疾病と精神の障害を含む。
    - ☐ a. 正
    - ☐ b. 誤

13. 標準化とは,いつも同じ手続きを用いて面接を行うことを意味する。
    - ☐ a. 正
    - ☐ b. 誤

14. WHODAS 2.0では,健康状態とは,疾病,精神障害およびケガを含むが,アルコールや薬物問題は<u>含まない</u>。
    - ☐ a. 正
    - ☐ b. 誤

15. 回答者は,補助器具または支援者の助け＿＿＿＿＿＿彼らが経験する難しさの程度を考慮に入れて質問に答えるべきである。
    - ☐ a. を使って
    - ☐ b. なしで

16. 回答者は,過去30日間に経験した最も不快な日々を考慮に入れて質問に答えるべきである。
    - ☐ a. 正
    - ☐ b. 誤

17. 回答者は,過去30日間に新しい課題を学ぼうとしなかったと答える。面接者が聞きなおすと,これは健康状態によるものではないと説明したとする。この回答の評価は：

    - ☐ a. 該当なし
    - ☐ b. 全く何もできない

18. 日付は日/月/年の欧州記載法で書くこと。
    - ☐ a. 正
    - ☐ b. 誤

19. 調査の導入で必ず述べること（2項をチェックする）：
    - ☐ a. 評価の目的
    - ☐ b. 情報が秘密にされること
    - ☐ c. 面接者自身の人生で経験した類似の問題

20. 原則として，面接をできるだけ早く終わらせるために，いつもより早口で話すほうがよい。
    - ☐ a. 正
    - ☐ b. 誤

21. 回答者が必要と思われる以上の情報を提供する場合：
    - ☐ a. 余白にそのコメントを細かく記入する
    - ☐ b. 参加者に，もっと多くの尋ねるべき質問があることを伝える

22. WHODAS 2.0では，標準活字体で書かれたものは回答者に読み上げることを意味する。
    - ☐ a. 正
    - ☐ b. 誤

23. 括弧内に書かれたテキストは，回答者が説明を求める場合のみ読み上げるべきである。
    - ☐ a. 正
    - ☐ b. 誤

24. 下線を引いたテキストは，回答者に対して強調されるべきである。
    - ☐ a. 正
    - ☐ b. 誤

25. 面接の始めに両方のフラッシュカードを提示することが重要である。
    - ☐ a. 正
    - ☐ b. 誤

26. 一度，フラッシュカードが提示された後は，面接中ずっと回答者に見えるようにすべきである。
    - ☐ a. 正
    - ☐ b. 誤

27. 一般的に，質問は評価票に表示されている通りに回答者に読み上げるべきである。
    - ☐ a. 正
    - ☐ b. 誤

28. 面接者が質問すべてを読み上げないうちに回答者が質問に答える場合：
    - ☐ a. 答えを受け入れる
    - ☐ b. 質問の残りを読む
    - ☐ c. 質問すべてを再読する

29. 「どのくらい難しさがありましたか…」という導入表現を実施すべきときは…
    - ☐ a. この表現に関連するすべての質問の前
    - ☐ b. 質問がスムーズに提示されるために少なくとも頻繁に

30. 回答者が質問を理解しているように見えるが，質問の目的を満たさない回答するときは口添えをする。
    - ☐ a. 正
    - ☐ b. 誤

31. 回答者が面接者に対して，1つの回答選択肢だけを繰り返すように頼んだとしても，面接者は全ての回答の選択肢を読む必要がある。
    - ☐ a. 正
    - ☐ b. 誤

32. 質問文を繰り返すのではなく，中立的な口添えをするべきである。
    - ☐ a. 正
    - ☐ b. 誤

33. 面接者は，データの記録に次のものを使うことができる（該当するもの全部にチェックを入れる）：
    - ☐ a. 青いペンか鉛筆
    - ☐ b. 赤いペンか鉛筆
    - ☐ c. 黒いペン
    - ☐ d. グリーンのペン
    - ☐ e. 鉛筆

34. 空白を埋める場合，答えは「左揃え」でなければならない。
    - ☐ a. 正
    - ☐ b. 誤

35. 回答者が「なぜなら」または「するとき」を使って回答を説明する場合，面接者は余白にこれらの答えを記録すべきである。
    - ☐ a. 正
    - ☐ b. 誤

36. 面接者は質問をスキップしたことに気付いたら，直ちに，スキップした質問を尋ね，余白に質問が順番通り提示されなかったことを記す。
    - ☐ a. 正
    - ☐ b. 誤

10.2 自己テストの答え

1. a （Chapter5の5.3：WHODAS 2.0使用の演習）	19. a,b （Chapter9の9.1：面接者版の詳述）
2. b （Chapter5の5.3：WHODAS 2.0使用の演習）	20. b （Chapter9の9.1：面接者版の詳述）
3. a （Chapter9の9.2：印字表現）	21. b （Chapter9の9.1：面接者版の詳述）
4. a （Chapter9の9.2：印字表現）	22. a （Chapter9の9.2：印字表現）
5. a （Chapter9の9.3：フラッシュカードの使用）	23. b （Chapter9の9.2：印字表現）
6. a （Chapter9の9.5：不明確な回答の明確化）	24. b （Chapter9の9.2：印字表現）
7. b （Chapter9の9.5：不明確な回答の明確化）	25. b （Chapter9の9.3：フラッシュカードの使用）
8. a （Chapter9の9.5：不明確な回答の明確化）	26. a （Chapter9の9.3：フラッシュカードの使用）
9. b （Chapter9の9.5：不明確な回答の明確化）	27. b （Chapter9の9.4：質問の仕方）
10. a （Chapter9の9.5：不明確な回答の明確化）	28. c （Chapter9の9.4：質問の仕方）
11. b （Chapter5の5.2：WHODAS 2.0の実施方法）	29. b （Chapter9の9.4：質問の仕方）
12. a （Chapter5の5.3：WHODAS 2.0使用の演習）	30. a （Chapter9の9.5：不明確な回答の明確化）
13. a （Chapter5の5.3：WHODAS 2.0使用の演習）	31. a （Chapter9の9.5：不明確な回答の明確化）
14. b （Chapter5の5.3：WHODAS 2.0使用の演習）	32. b （Chapter9の9.5：不明確な回答の明確化）
15. a （Chapter5の5.3：WHODAS 2.0使用の演習）	33. a,c,d,e （Chapter9の9.6：データの記録）
16. b （Chapter5の5.3：WHODAS 2.0使用の演習）	34. b （Chapter9の9.6：データの記録）
17. a （Chapter9の9.7：問題および解決策）	35. b （Chapter9の9.6：データの記録）
18. a （Chapter7の7.3：質問F1～F5：フェイスシート）	36. a （Chapter9の9.6：データの記録）

WHODAS2.0 用語集

活動

　国際障害分類（ICF）において，「活動」という用語は，複雑さのレベルが何であれ，個人が行う仕事や遂行する行為を把握するのに最も広く用いられている。これは個人の機能に関する見方を表す。活動には，単純，あるいは基本的な身体的機能（例，脚を掴んだり，動かしたりする）や，あるいは複雑な精神機能（例，知識を学び応用する），また多様なレベルの複雑さで身体的・精神的活動を集約したもの（例，車の運転，人との対話）がある。他には，自分の面倒を見る活動や家事といったことも含まれる。

活動制限

　個人が活動するときの難しさ。活動制限とは，活動を遂行するのに影響する全てのことを含む；例えば，痛みまたは不快感を伴う状態で活動する；遅すぎたり速すぎたりする，または所定の時間と場所で行えない；不器用，あるいは期待されるやり方でできない。活動制限は，健常者に期待される方法で活動を行う際に見られるもので，少し問題ありからひどく問題あり（質または量の観点から）の範囲で示される。

補助器具

　健康状態が原因で，個人が活動を遂行するために用いる全ての装置や器具。器具には値段が高いもの（例，コミュニケーションを助けるコンピュータ）または簡単なもの（例，入浴のために長い柄のついたスポンジ）がある。

バリアや妨害

　個人を取り巻く環境における外的要因は，それが存在するか否かにより，機能を制限し，障害をもたらす。それらはアクセスできない物理的環境；適切な補助技術の欠如；障害に対する人々の否定的な態度；サービス，システムおよび政策が生活すべてにおいて欠如したり，障害者の関与を妨げたりする。

文脈要因

　人の生活と暮らしの全体的な背景で，外的環境要因と内的個人的要因を含む。

難しさ（困難性）
不快感，苦痛または時間がかかることの経験；さらなる努力を要する；または活動方法を変える必要がある。

障害
機能障害，活動制限および参加制約の包括的用語。個人（障害者）とその個人を取り巻く環境および私的な文脈の中での相互作用のマイナス面を指す。

環境要因
人の生活と暮らしの背景に関する要因。自然環境要素（天候または地形）；人為的環境（道具，供給，構築環境）；社会的態度，習慣，規則，慣例と制度，および他者で構成される。

補助要因
個人を取り巻く環境因子の中の促進因子。それらがあることで，機能が向上し障害が減る要因。アクセス可能な物理的環境；ふさわしい補助技術の利用可能性；障害に対する人々の積極的な態度；生活の全ての領域で障害者の関与を増大させるサービス，システムおよび政策などの様態を含む。どれかの要因がないことも事態を楽にする（例えば，障害に対する恥辱や否定的態度がないこと）。補助要因は，その人の能力上の問題にもかかわらずパフォーマンスを向上させるので，障害または活動制限が参加制約になることを阻止することとなる。

機能性
身体機能，身体構造，活動および参加の包括的用語。個人（障害者）とその個人環境および個人情況の間の相互作用のプラス面を指す。

家事
家庭や家族の身体的，情緒的，財政的，心理的ニーズに関わる活動。伝統的に男性が行う仕事を含む：家計のやりくりと車や家の修繕；家の周りの手入れ；学校への子供の送り迎え；家事の手伝い；および子供の躾けなど。

健康状態
短期的または長期的に続く疾病；負傷（例，事故の被害）；日常生活の問題によるストレスや，さらに深刻な精神病に至る精神障害や情緒障害；あるいはアルコールや薬物の問題。

機能障害

身体構造または生理学的機能（精神機能を含む）の欠損や異常。厳密に言えば，ここで「異常」とは，確立された統計基準からの著しい変異（すなわち，測定される標準的基準内の母集団平均からの逸脱）を指し，この意味でのみ使われるべきである。機能障害の例としては，腕や脚の欠損，または失明を含む。脊椎負傷の例では，機能障害は麻痺を来す場合がある。

参加

生活状態への関与。機能性に関する社会的視点を表す。

参加制約

生活状態への関与において個人が経験する問題。その人の文化または社会において，個人の参加を障害のない健常者に予想される参加と比べることによって判定される。

個人的支援

活動の遂行を助けるために使われる人的支援。有料または無料，および家族による支援または雇用者による支援の場合がある。個人的支援は，実際の身体的支援の形式，あるいは口頭での注意，合図，口添え，立会い，監督または心理的支援を含む。

個人的要因

ある個人の生活や暮らしの背景を含む文脈上の要因で，健康状態や障害を含まない特徴で構成される。年齢，人種，性別，学歴，経験，性格と特性，適性，他の健康状態，健康志向ライフスタイル，習慣，育ち，対処様式，社会的背景，職業，および過去・現在の経験で構成される。

性的行為

WHODAS 2.0によって評価されるものとして，性的行為は抱擁，キス，愛撫，他の親密な行為または性的行為，および性交を含む。

引用文献

1. World Health Organization. *World health report 2000*. Geneva, WHO, 2000.
2. World Health Organization. *International classification of functioning, disability and health (ICF)*. Geneva, World Health Organization, 2001.
3. Üstün TB et al. *Disability and culture: universalism and diversity*. Seattle, Hogrefe & Huber Publishers, 2001.
4. Üstün TB et al. World Health Organization Disability Assessment Schedule II (WHO DAS II):development, psychometric testing and applications. *Bulletin of the World Health Organization,2010, In press*.
5. Perini S, Slade T, Andrews G. Generic effectiveness measures: sensitivity to symptom change in anxiety disorders. *Journal of Affective Disorders*, 2006, 90(2–3):123–130.
6. Harwood R et al. Measuring handicap: the London handicap scale, a new outcome measure for chronic disease. *Quality and Safety in Health Care,* 1994, 3(1):11–16.
7. Ware J, Sherbourne C. The MOS 36-item short-form health survey (SF-36). I. Conceptual framework and item selection. *Medical Care,* 1992, 30(6):473–483
8. Ware J et al. *SF-36 health survey - manual and interpretation guide.* Boston, Massachusetts,Nimrod Press, 1993.
9. Hays R, Prince-Embury S, Chen H. *RAND-36 health status inventory: manual*. San Antonio, McHorney, 1998.
10. Jenkinson C, Fitzpatrick R, Argyle M. The Nottingham Health Profile: an analysis of its sensitivity in differentiating illness groups. *Social Science & Medicine,* 1988, 27(12):1411–1414.
11. Hunt S et al. The Nottingham Health Profile: subjective health status and medical consultations. *Social Science & Medicine,* 1981, 15(3):221–229.
12. Granger C et al. Performance profiles of the functional independence measure. *American Journal of Physical Medicine and Rehabilitation*, 1993, 72:84–89.
13. Hobart J, Thompson A. The five item Barthel index. *Journal of Neurology, Neurosurgery & Psychiatry*, 2001, 71(2):225–230.
14. Mahoney F, Barthel D. Functional evaluation: the Barthel index. *Maryland State Medical Journal*, 1965, 14:56–61.
15. Kostanjsek N et al. Reliability of the World Health Organization disability assessment schedule-WHODAS II: subgroup analyses (*submitted for publication*).
16. Frick et al. Psychometric properties of the World Health Organization disability assessment schedule. *(WHO DAS II) (submitted for publication)*.
17. Jablensky A et al. Schizophrenia: manifestations, incidence and course in different cultures. A World Health Organization ten-country study. *Psychological Medicine Monograph Supplement*, 1992,

(20):1–97.

18. Jablensky A, Schwarz R, Tomov T. WHO collaborative study on impairments and disabilities associated with schizophrenic disorders. *A preliminary communication: objectives and methods. Acta Psychiatrica Scandinavica*, 1980, 62(S285):152–163.

19. Leff J et al. The international pilot study of schizophrenia: five-year follow-up findings. *Psychological Medicine*, 1992, 22(1):131–145.

20. World Health Organization. *WHO psychiatric disability assessment schedule*. Geneva, WHO,1988.

21. Wiersma D, De Jong A, Ormel J. The Groningen Social Disabilities Schedule: development, relationship with ICIDH, and psychometric properties. *International Journal of Rehabilitation Research*, 1988, 11(3):213–224.

22. Wiersma D et al. *GSDS-II - The Groningen Social Disabilities Schedule*, second version. Groningen, University of Groningen, Department of Social Psychiatry, 1990.

23. Sartorius N, John Orley. The World Health Organization Quality of Life Assessment (WHOQOL):position paper from the World Health Organization. *Social Science & Medicine*, 1995, 41(10):1403–1409.

24. Ziebland S, Fitzpatrick R, Jenkinson C. Tacit models of disability underlying health status instruments. *Social Science & Medicine*, 1993, 37(1):69–75.

25. Andrews G, Peters L, Teesson M. *The measurement of consumer outcome in mental health: areport to the National Mental Health Information Strategy Committee*. Canberra, Australian Government Publishing Service, 1994.

26. Ware J, Kosinski M, Keller SD. A 12-item short-form health survey: construction of scales and preliminary tests of reliability and validity. *Medical Care*, 1996, 34:220–233.

27. The WHOQOL Group. Development of the World Health Organization WHOQOL-BREF quality of life assessment. *Psychological Medicine*, 1998, 28(3):551–558.

28. World Health Organization. *ICF checklist*. Geneva, WHO, 2001.

29. Chisholm D et al. Responsiveness of the World Health Organization Disability Assessment Schedule II (WHO DAS II) in a different cultural settings and health populaitons. *Submitted for publication*, 2009.

30. Mokken RJ. *A theory and procedure of scale analysis*. The Hague, Mouton, 1971.

31. Birnbaum A. Some latent trait models and their use in inferring an examinee's ability. In: Lord FM, Novick MR, eds. *Statistical theories of mental test scores*. Reading, MA, Addison Wesley,1968.

32. American Psychological Association. *Standards for educational and psychological tests*. Washington DC, APA, 1974.

33. Chisolm T et al. The WHO-DAS II: psychometric properties in the measurement of functional health status in adults with acquired hearing loss. *Trends in Amplification*, 2005, 9:111–126.

34. Üstün TB et al. WHO multi-country survey study on health and responsiveness 2000-2001. In: *Health systems performance assessment: debates, methods and empiricism*. Geneva, World Health

Organization, 2003:761–796.

35. Üstün TB et al. The world health surveys. In: Murray CJL, Evans DB, eds. *Health systemsperformance assessment: debates, methods and empiricism*. Geneva, World Health Organization,2003.

36. Kessler R, Ustün TB. *The WHO world mental health surveys: global perspectives on the epidemiology of mental disorders*. New York, Cambridge University Press, 2008.

37. Baskett J et al. Functional disability in residents of Auckland rest homes. *New Zealand Medical Journal*, 1991, 104:200–202.

38. Buist-Bouwman M et al. Psychometric properties of the World Health Organization Disability Assessment Schedule used in the European Study of the Epidemiology of Mental Disorders. *International Journal of Methods in Psychiatric Research*, 2008, 17(4):185–197.

39. Scott K et al. Disability in Te Rau Hinengaro: the New Zealand mental health survey. *Australian and New Zealand Journal of Psychiatry*, 2006, 40(10):889–895.

40. Reich J. DSM-III diagnoses in social security disability applicants referred for psychiatric evaluation. *Journal of Clinical Psychiatry*, 1986, 47(22):81–82.

41. Alonso J et al. Disability and quality of life impact of mental disorders in Europe: results from the European Study of the Epidemiology of Mental Disorders (ESEMeD) project. *Acta Psychiatrica Scandinavica*, 2004, 109(Suppl 420):38–46.

42. World Health Organization, United Nations Economic and Social Commission for Asia and the Pacific. *Training manual on disability statistics*. Bangkok, WHO and UNESCAP, 2008.

43. O'Donovan M-A, Doyle A. *Measuring activity and participation of people with disabilities* – an overview. Dublin, Health Research Board, 2006.

44. Gallagher P, Mulvany F. Levels of ability and functioning: using the WHODAS II in an Irish context. *Disability & Rehabilitation*, 2004, 26(9):506–517.

45. Instituto Nacional de Estadísticas y Censos de Nicaragua (INEC). *Encuesta Nicaragüense parapersonas con discapacidad (ENIDS) 2003: Capítulo 2, Concepto y prevalencia de la discapacidad [Nicaraguan survey of persons with disability 2003: Chapter 2, Concepts and prevalence of disability]*. Managua, INEC, 2003.

46. Secretaria de Salud. Encuesta nacional de evaluación del disempeño, 2003 [National survey to evaluate ability, 2003]. *In: Programa nacional de salud 2007–2012 — Anexos*. México, Secretaria de Salud, 2007.

47. Fondo Nacional de la Discapacidad (FONADIS). *Primer estudio nacional de la discapacidad enChile (ENDISC 2004) [First national study of disability in Chile]*. Santiago de Chile, FONADIS,2005.

48. Ministerio de Salud — Programa Nacional de Rehabilitación. *Certificación de la discapacidad en Nicaragua [Certification of disability in Nicaragua]*. Managua, Ministerio de Salud — Programa Nacional de Rehabilitación, 2004.

49. Ministerio de la Presidencia de la Republica de Panamá y Ministerio de Economía y Finanzas. *Estudio sobre la prevalencia y caracterización de la discapacidad en la República de Panamá[Study of the prevalence and character of disability in the Republic of Panama]*. Panamá City, Ministerio de la Presidencia de la Republica de Panamá y Ministerio de Economía y Finanzas,2006.

50. United Nations Development Programme, World Health Organization, International Federation of Red Cross and Red Crescent Societies. *Tsunami recovery impact assessment and monitoring system (TRIAMS)* — second regional TRIAMS workshop, Bangkok, 21–23 March 2007. UNDP, WHO, IFRC, 2009.

51. Federici S et al. World Health Organisation Disability Assessment Schedule II: contribution to the Italian validation. *Disability and rehabilitation*, 2009, 31(7):553–564.

52. McGee R, Stanton W. Parents reports of disability among 13-year olds with DSM-III disorders. *The Journal of Child Psychology and Psychiatry and Allied Disciplines*, 1990, 31:793–801.

53. Baron M et al. The clinimetric properties of the World Health Organization Disability Assessment Schedule II in early inflammatory arthritis. *Arthritis & Rheumatism*, 2008, 59(3):382–390.

54. Schlote A et al. [Use of the WHODAS II with stroke patients and their relatives: reliability and inter-rater-reliability]. *Rehabilitation (Stuttg)*, 2008, 47(1):31–38.

55. Hudson M et al. Quality of life in systemic sclerosis: psychometric properties of the World Health Organization Disability Assessment Schedule II. *Arthritis & Rheumatism*, 2008, 59(2):270–278.

56. McFarlane A. The international classification of impairments, disabilities and handicaps: its usefulness in classifying and understanding biopsychosocial phenomena. *Australian and New Zealand Journal of Psychiatry*, 1988, 22(1):31–42.

57. Posl M, Cieza A, Stucki G. Psychometric properties of the WHODASII in rehabilitation patients. *Quality of Life Research*, 2007, 16(9):1521–1531.

58. Soberg H et al. Long-term multidimensional functional consequences of severe multiple injuries two years after trauma: a prospective longitudinal cohort study. *Journal of Trauma*, 2007,62(2):461–470.

59. Bryan S, Parkin D, Donaldson C. Chiropody and the QALY: a case study in assigning categories of disability and distress to patients. *Health Policy*, 1991, 18:169–185.

60. Kim J et al. Physical health, depression and cognitive function as correlates of disability in an older Korean population. *International Journal of Geriatric Psychiatry*, 2005, 20(2):160–167.

61. Chopra P, Couper J, Herrman H. The assessment of patients with long-term psychotic disorders: application of the WHO Disability Assessment Schedule II. *Australian and New Zealand Journal of Psychiatry*, 2004, 38(9):753–759.

62. Ertugrul A, Ulug B. Perception of stigma among patients with schizophrenia. *Social Psychiatry and Psychiatric Epidemiology*, 2004, 39(1):73–77.

63. Annicchiarico R et al. Qualitative profiles of disability. *Journal of Rehabilitation Research and Development*, 2004, 41(6A):835–846.

64. McKibbin C, Patterson T, Jeste D. Assessing disability in older patients with schizophrenia: results

from the WHODAS-II. *Journal of Nervous and Mental Disease*, 2004, 192:405–413.

65. Norton J et al. Psychiatric morbidity, disability and service use amongst primary care attenders in France. *European Psychiatry*, 2004, 19:164–167.

66. The Mental Health and General Practice Investigation (MaGPIe) Research Group. General practitioner recognition of mental illness in the absence of a 'gold standard'. *Australian and New Zealand Journal of Psychiatry*, 2004, 38:789–794.

67. Kemmler G et al. Quality of life of HIV-infected patients: psychometric properties and validation of the German version of the MQOL-HIV. *Quality of Life Research*, 2003, 12:1037–1050.

68. Edwards G, Arif A, Hodgson R. Nomenclature and classification of drug- and alcohol-related problems: a WHO memorandum. *Bulletin of the World Health Organization*, 1981, 59:225–242.

69. Chwastiak L, Von KM. Disability in depression and back pain: evaluation of the World Health Organization Disability Assessment Schedule (WHO DAS II) in a primary care setting. *Journal of Clinical Epidemiology*, 2003, 56(6):507–514.

70. Chwastiak L, Von Korff M. Disability in depression and back pain: responsiveness to change of the WHO Disability Assessment Schedule (WHO DAS II) in a primary care setting. *Journal of Clinical Epidemiology*, 2003, 56:507–514.

71. Van Tubergen A et al. Assessment of disability with the World Health Organization DisabilityAssessment Schedule II in patients with ankylosing spondylitis. *Annals of the Rheumatic Diseases*, 2003, 62:140–145.

72. Olivera Roulet G. *La aplicación de la CIF en la Argentina desde el ano 2003 [The application of CIF in Argentina since 2003]*. Buenos Aires, Ministerio de Salud – Servicio Nacional de Rehabilitación, 2007.

73. Wing J, Sartorius N, Üstün TB. *Diagnosis and clinical measurement in psychiatry, a referencemanual for the SCAN system*. Cambridge, Cambridge University Press, 1995.

74. Üstün TB et al. Multiple-informant ranking of the disabling effects of different health conditions in 14 countries. WHO/NIH Joint Project CAR Study Group. *Lancet*, 1999, 354(9173):111–115.

75. Lord F, Novick M. *Statistical theories of mental test scores*. Reading, MA, Addison Wesley, 1968.

76. Rasch G. *Probabilistic models for some intelligence and attainment tests. 2nd edition*. Chicago,University of Chicago Press, 1980.

77. Ford B. An overview of hot-deck procedures. In: Madow W, Olkin I, Rubin D, eds. *Incomplete data in sample surveys*. Academic Press, New York, 1983:185–207.

78. Rubin D. *Multiple imputation for nonresponse in surveys*. New York, John Wiley & Sons, 1987.

Part 3

WHODAS 2.0 の各版

WHODAS 2.0
36項目・面接者版

田崎・山口・中根版

面接者への教示は**太字**と*斜体*で書かれている－これらは声を出して読んではならない。

青い標準活字体で書かれたものはすべて，回答者に向けて読むことを意味する。これらは声を出して読むこと。

それぞれの面接を始める前に項目F1～F5を記入すること			
F1	回答者識別番号		
F2	面接者識別番号		
F3	評価時点（1，2など）		
F4	面接日付	＿＿＿ 年　＿＿＿ 月　＿＿＿ 日	
F5	面接時の生活状況 （1つのみに○を付ける）	地域社会で独立	1
		支援を得て生活	2
		入院中	3

WHODAS 2.0
36項目・面接者版

田崎・山口・中根版

　この面接は，健康上の理由により人々が感じる困難さについてお尋ねするもので，世界保健機関（WHO）が開発したものです。この面接で提供した情報は秘密にされ，調査目的にだけ使われます。面接を完了するには15〜20分かかります。

人口動態と社会的背景に関する情報

　あなたが，健康上に困難がなくても，調査のために全ての質問に答えてください。まず，あなたの社会的背景に関する質問から始めます。

A1	*性別*	女性	1
		男性	2
A2	何歳ですか	＿＿＿＿＿＿＿歳	
A3	全部で何年間，学校（小学校から短大・大学，専門学校を含む）で学びましたか	＿＿＿＿＿＿＿年	
A4	現在の婚姻状態はどれですか *（最も当てはまるものを1つ選んでください）*	結婚したことがない	1
		現在，結婚している	2
		別居している	3
		離婚している	4
		死別した	5
		同棲している	6
A5	現在の主な仕事の状態を最もよく表しているのはどれですか *（最も当てはまるものを1つ選んでください）*	賃金労働	1
		自営業：自分で事業しているか，または農業など	2
		賃金なしの仕事：ボランティアや慈善事業など	3
		学生	4
		家事／主婦	5
		引退	6
		無職（健康上の理由）	7
		無職（他の理由）	8
		その他（詳しく）＿＿＿＿＿＿＿＿＿＿	9

WHODAS 2.0
36項目・面接者版

田崎・山口・中根版

回答者に言う：

この面接は，健康上の理由により人々が感じる困難さについてお尋ねするものです。

回答者にフラッシュカード#1を渡して言う：

健康上の問題とは，病気にかかっているというだけでなく，時間の長短にかかわらず他の健康問題，たとえば外傷や精神的・情緒的な問題，あるいは飲酒や薬物摂取に関係した問題も含みます。

質問に答えるときは，すべての健康問題に留意してください。活動を行う困難さについて尋ねられたときは，次のことを考えてください。

フラッシュカード#1を指差して「活動の困難さ」が意味することを説明する：

- ・努力を要する
- ・不快感または苦痛
- ・時間がかかること
- ・活動する方法を変える

回答者に言う：

過去30日間を振り返り，次の活動を行うのにどれほど難しさがあったかを考えて答えてください。

回答者にフラッシュカード#2を渡して言う：

回答するときはこの尺度を使ってください。

声を出して尺度を読む：

全く問題なし，少し問題あり，いくらか問題あり，ひどく問題あり，全く何もできない

面接の間は，回答者がすぐにフラッシュカード#1と#2を見ることができるようにしておく。

WHODAS 2.0
36項目・面接者版

田崎・山口・中根版

領域1　認知

これから理解と繋がりについていくつか質問します。

フラッシュカード♯1と♯2を回答者へ示す

過去30日間に，どれくらい難しさがありましたか。		全く問題なし	少し問題あり	いくらか問題あり	ひどく問題あり	全く何もできない
D1.1	何かをするとき，10分間集中する	1	2	3	4	5
D1.2	大切なことをすることを覚えている	1	2	3	4	5
D1.3	日常生活での問題点を分析して解決法を見つける	1	2	3	4	5
D1.4	新しい課題，例えば初めての場所へ行く方法を学ぶ	1	2	3	4	5
D1.5	みんなが言っていることを，普通に理解する	1	2	3	4	5
D1.6	自ら会話を始めたり続けたりする	1	2	3	4	5

領域2　可動性

これから動き回るときの困難さについていくつか質問します。

フラッシュカード♯1と♯2を回答者へ示す

過去30日間に，どれくらい難しさがありましたか。		全く問題なし	少し問題あり	いくらか問題あり	ひどく問題あり	全く何もできない
D2.1	長時間（30分くらい）立っている	1	2	3	4	5
D2.2	座っているところから立ち上がる	1	2	3	4	5
D2.3	家の中で動き回る	1	2	3	4	5
D2.4	家の外に出ていく	1	2	3	4	5
D2.5	1kmほどの長距離を歩く	1	2	3	4	5

次のページへ続く

WHODAS 2.0
36項目・面接者版

田崎・山口・中根版

領域3　セルフケア

これからセルフケアをするときの困難さについていくつか質問します。

フラッシュカード＃1と＃2を回答者へ示す

過去30日間に，どれくらい難しさがありましたか。		全く問題なし	少し問題あり	いくらか問題あり	ひどく問題あり	全く何もできない
D3.1	全身を洗う	1	2	3	4	5
D3.2	自分で服を着る	1	2	3	4	5
D3.3	食事をする	1	2	3	4	5
D3.4	数日間一人で過ごす	1	2	3	4	5

領域4　他者との交流

これから人と付き合うときの困難さについていくつか質問します。健康上の問題による困難さについてのみ尋ねていることを念頭に置いてください。健康上の問題とは，疾病や疾患，外傷や精神的・情緒的な問題，あるいは飲酒や薬物摂取に関係した問題も含みます。

フラッシュカード＃1と＃2を回答者へ示す

過去30日間に，どれくらい難しさがありましたか。		全く問題なし	少し問題あり	いくらか問題あり	ひどく問題あり	全く何もできない
D4.1	見知らぬ人に応対する	1	2	3	4	5
D4.2	友人関係を保つ	1	2	3	4	5
D4.3	親しい人たちと交流する	1	2	3	4	5
D4.4	新しい友人を作る	1	2	3	4	5
D4.5	性的行為をする	1	2	3	4	5

次のページへ続く

WHODAS 2.0
36項目・面接者版

田崎・山口・中根版

領域5　日常活動

5（1）家庭活動

　家庭を維持すること，同居している人々や近しい人々の世話に関する活動についていくつか質問します。これらの活動は，料理，掃除，買い物，他の者の面倒を見ることおよび身の回りの物の手入れをすることを含みます。

　フラッシュカード＃1と＃2を回答者へ示す

	過去30日間に，どれくらい難しさがありましたか。	全く問題なし	少し問題あり	いくらか問題あり	ひどく問題あり	全く何もできない
D5.1	家庭で要求される作業を行う	1	2	3	4	5
D5.2	最も大切な家事をうまくする	1	2	3	4	5
D5.3	なすべき全ての家事労働を片付ける	1	2	3	4	5
D5.4	必要に応じてできるだけ早く家事労働を終わらせる	1	2	3	4	5

　D5.2～D5.5のいずれかの回答が「なし」（「1」としてコーディングされる）以上の評価の場合，以下の質問を尋ねる：

D5.01	健康状態により，過去30日間に何日くらい，家事労働を減らしたり，または休んだりしましたか	*日数を記録する* _____

　もし，あなたが就業中（賃金労働，賃金なし労働，自営）か，または就学中であれば，次のD5.5～D5.10に回答してください。そうでない場合はD6.1に進んでください。

WHODAS 2.0

36項目・面接者版

田崎・山口・中根版

領域5　日常活動

5（2）仕事または学校の活動

これから仕事または学校の活動についていくつか質問します。

フラッシュカード＃1と＃2を回答者へ示す

過去30日間に，どれくらい難しさがありましたか。		全く問題なし	少し問題あり	いくらか問題あり	ひどく問題あり	全く何もできない
D5.5	毎日の仕事をする／学校へ行く	1	2	3	4	5
D5.6	最も大切な仕事／学校の課題をうまくする	1	2	3	4	5
D5.7	なすべき全ての仕事を済ます	1	2	3	4	5
D5.8	必要に応じてできるだけ早く仕事を済ます	1	2	3	4	5
D5.9	健康状態のために，仕事の量や質を下げて働かなくてはなりませんでしたか		いいえ		1	
			はい		2	
D5.10	健康状態の結果として，収入が少ないことがありましたか		いいえ		1	
			はい		2	

D5.5～D5.8のいずれかの回答が「なし」（「1」としてコーディングされる）以上の評価の場合，以下の質問を尋ねる：

D5.02	健康状態により，過去30日間に何日くらい，半日以上仕事を休みましたか	*日数を記録する* ＿＿＿＿＿

次のページへ続く

WHODAS 2.0
36項目・面接者版

田崎・山口・中根版

領域6　社会への参加

　これから，社会参加および，あなたとあなたの家族への健康問題の影響について質問します。質問のいくつかは過去30日以上にわたる問題を含みますが，答えるときは過去30日に的を絞ってください。ここでも同様に，健康上の問題とは，疾病や疾患，外傷や精神的・情緒的な問題，あるいは飲酒や薬物摂取に関係した問題も含みます。

フラッシュカード＃1と＃2を回答者へ示す

過去30日間		全く問題なし	少し問題あり	いくらか問題あり	ひどく問題あり	全く何もできない
D6.1	誰もができるやり方で地域社会の活動に加わるのに，どれほど問題がありましたか（例，お祭や宗教的，または他の活動）	1	2	3	4	5
D6.2	身辺のバリアや妨害のため，どれほど問題がありましたか	1	2	3	4	5
D6.3	他人の態度や行為のため，自分らしさを持って生きることに，どれほど問題がありましたか	1	2	3	4	5
D6.4	健康状態やその改善のために，どれくらい時間をかける必要がありましたか	1	2	3	4	5
D6.5	健康状態のために，どれくらい感情的に影響を受けましたか	1	2	3	4	5
D6.6	あなたの健康状態は，あなたや家族に，どれくらい経済的損失をもたらしましたか	1	2	3	4	5
D6.7	あなたの健康問題により，家族は，どれくらい大きな問題を抱えましたか	1	2	3	4	5
D6.8	リラックスしたり，楽しんだりするために，自分で何かを行うのに，どれくらい問題がありましたか	1	2	3	4	5

次のページへ続く

WHODAS 2.0

36項目・面接者版

田崎・山口・中根版

H1	全体として，過去30日間に何日くらい，こうした難しさがありましたか	*日数を記録する* _____
H2	健康状態のために，過去30日間に何日くらい，通常の活動や仕事が全くできませんでしたか	*日数を記録する* _____
H3	全くできなかった日を除いて，健康状態により過去30日間に何日くらい，通常の活動や仕事を，途中で止めたり，または減らしたりしましたか	*日数を記録する* _____

この面接は，以上で終了です。ご協力ありがとうございました。

WHODAS 2.0
36項目・自己記入版

田崎・山口・中根版

　この質問票は，健康上の理由により人々が感じる困難さについてお尋ねするもので，世界保健機関（WHO）が開発したものです。この質問票で提供した情報は秘密にされ，調査目的にだけ使われます。これを完了するには15～20分かかります。

人口動態と社会的背景に関する情報

　あなたが，健康上に困難がなくても，調査のために全ての質問に答えてください。まず，あなたの社会的背景に関する質問から始めます。

A1	性別	女性	1
		男性	2
A2	何歳ですか	＿＿＿＿＿＿＿＿歳	
A3	全部で何年間，学校（小学校から短大・大学，専門学校を含む）で学びましたか	＿＿＿＿＿＿＿＿年	
A4	現在の婚姻状態はどれですか （最も当てはまるものを1つ選んでください）	結婚したことがない	1
		現在，結婚している	2
		別居している	3
		離婚している	4
		死別した	5
		同棲している	6
A5	現在の主な仕事の状態を最もよく表しているのはどれですか （最も当てはまるものを1つ選んでください）	賃金労働	1
		自営業：自分で事業しているか，または農業など	2
		賃金なしの仕事：ボランティアや慈善事業など	3
		学生	4
		家事／主婦	5
		引退	6
		無職（健康上の理由）	7
		無職（他の理由）	8
		その他（詳しく） ＿＿＿＿＿＿＿＿＿＿＿＿＿＿＿	9

WHODAS 2.0
36項目・自己記入版

田崎・山口・中根版

　この質問票は，健康上の理由により人々が感じる困難さについてお尋ねするものです。健康上の問題とは，病気にかかっているというだけでなく，時間の長短にかかわらず他の健康問題，たとえば外傷や精神的・情緒的な問題，あるいは飲酒や薬物摂取に関係した問題も含みます。

　過去30日間を振り返り，次の活動を行うのにどれほど難しさがあったかを考えて答えてください。各質問に1つの回答（数字）を○で囲んでください。

領域1　認知

過去30日間に，どれくらい難しさがありましたか。		全く問題なし	少し問題あり	いくらか問題あり	ひどく問題あり	全く何もできない
D1.1	何かをするとき，10分間集中する	1	2	3	4	5
D1.2	大切なことをすることを覚えている	1	2	3	4	5
D1.3	日常生活での問題点を分析して解決法を見つける	1	2	3	4	5
D1.4	新しい課題，例えば初めての場所へ行く方法を学ぶ	1	2	3	4	5
D1.5	みんなが言っていることを，普通に理解する	1	2	3	4	5
D1.6	自ら会話を始めたり続けたりする	1	2	3	4	5

領域2　可動性

過去30日間に，どれくらい難しさがありましたか。		全く問題なし	少し問題あり	いくらか問題あり	ひどく問題あり	全く何もできない
D2.1	長時間（30分くらい）立っている	1	2	3	4	5
D2.2	座っているところから立ち上がる	1	2	3	4	5
D2.3	家の中で動き回る	1	2	3	4	5
D2.4	家の外に出ていく	1	2	3	4	5
D2.5	1kmほどの長距離を歩く	1	2	3	4	5

次のページへ続く

WHODAS 2.0

36項目・自己記入版

田崎・山口・中根版

領域3　セルフケア

過去30日間に，どれくらい<u>難しさ</u>がありましたか。		全く問題なし	少し問題あり	いくらか問題あり	ひどく問題あり	全く何もできない
D3.1	<u>全身を洗う</u>	1	2	3	4	5
D3.2	自分で<u>服を着る</u>	1	2	3	4	5
D3.3	<u>食事をする</u>	1	2	3	4	5
D3.4	<u>数日間一人で過ごす</u>	1	2	3	4	5

領域4　他者との交流

過去30日間に，どれくらい<u>難しさ</u>がありましたか。		全く問題なし	少し問題あり	いくらか問題あり	ひどく問題あり	全く何もできない
D4.1	<u>見知らぬ人に応対する</u>	1	2	3	4	5
D4.2	<u>友人関係を保つ</u>	1	2	3	4	5
D4.3	<u>親しい人たちと交流する</u>	1	2	3	4	5
D4.4	<u>新しい友人を作る</u>	1	2	3	4	5
D4.5	<u>性的行為</u>をする	1	2	3	4	5

領域5　日常活動

過去30日間に，どれくらい<u>難しさ</u>がありましたか。		全く問題なし	少し問題あり	いくらか問題あり	ひどく問題あり	全く何もできない
D5.1	<u>家庭で要求される作業を行う</u>	1	2	3	4	5
D5.2	最も大切な家事をうまくする	1	2	3	4	5
D5.3	なすべき全ての家事労働を<u>片付ける</u>	1	2	3	4	5
D5.4	必要に応じて<u>できるだけ早く</u>家事労働を終わらせる	1	2	3	4	5

次のページへ続く

WHODAS 2.0

36項目・自己記入版

田崎・山口・中根版

　もし，あなたが就業中（賃金労働，賃金なし労働，自営）か，または就学中であれば，次のD5.5〜D5.8に回答してください。そうでない場合はD6.1に進んでください。

健康上の理由で，過去30日間に，どれくらい難しさがありましたか。		全く問題なし	少し問題あり	いくらか問題あり	ひどく問題あり	全く何もできない
D5.5	毎日の仕事をする／学校へ行く	1	2	3	4	5
D5.6	最も大切な仕事／学校の課題をうまくする	1	2	3	4	5
D5.7	なすべき全ての仕事を済ます	1	2	3	4	5
D5.8	必要に応じてできるだけ早く仕事を済ます	1	2	3	4	5

領域6　社会への参加

過去30日間に，どれくらい難しさがありましたか。		全く問題なし	少し問題あり	いくらか問題あり	ひどく問題あり	全く何もできない
D6.1	誰もができるやり方で地域社会の活動に加わるのに，どれほど問題がありましたか（例，お祭や宗教的，または他の活動）	1	2	3	4	5
D6.2	身辺のバリアや妨害のため，どれほど問題がありましたか	1	2	3	4	5
D6.3	他人の態度や行為のため，自分らしさを持って生きることに，どれほど問題がありましたか	1	2	3	4	5
D6.4	健康状態やその改善のために，どれくらい時間をかける必要がありましたか	1	2	3	4	5
D6.5	健康状態のために，どれくらい感情的に影響を受けましたか	1	2	3	4	5
D6.6	あなたの健康状態は，あなたや家族に，どれくらい経済的損失をもたらしましたか	1	2	3	4	5
D6.7	あなたの健康問題により，家族は，どれくらい大きな問題を抱えましたか	1	2	3	4	5
D6.8	リラックスしたり，楽しんだりするために，自分で何かを行うのに，どれくらい問題がありましたか	1	2	3	4	5

次のページへ続く

WHODAS 2.0
36項目・自己記入版

田崎・山口・中根版

H1	全体として，過去30日間に<u>何日くらい</u>，こうした難しさがありましたか	*日数を記録する* _____
H2	健康状態のために，過去30日間に何日くらい，通常の活動や仕事が<u>全く</u>できませんでしたか	*日数を記録する* _____
H3	全くできなかった日を除いて，健康状態により過去30日間に何日くらい，通常の活動や仕事を，<u>途中で止めたり</u>，または<u>減らしたり</u>しましたか	*日数を記録する* _____

この質問は，以上で終了です。ご協力ありがとうございました。

WHODAS 2.0
36項目・代理人記入版

田崎・山口・中根版

　この質問票は，ある人が経験した健康状態による困難さについて，あなたが友人，親戚または介護者の立場から回答してください。健康上の問題とは，病気にかかっているというだけでなく，時間の長短にかかわらず他の健康問題，たとえば外傷や精神的・情緒的な問題，あるいは飲酒や薬物摂取に関係した問題も含みます。

　過去30日間を振り返って，分かる範囲で結構ですので，あなたの友人，親戚または患者が次の活動をしているときにどれほど困難だったかについて考え，これらの質問に答えてください。（注記：質問票は「友人」「親戚」または「患者」を意味するのに用語「親戚」を使います）。各質問に1つの回答（数字）を○で囲んでください。

H4[a]	私はこの人の_____です（1つ選ぶ）	1＝	夫または妻	5＝	他の親戚
		2＝	親	6＝	友人
		3＝	息子または娘	7＝	専門の介護者
		4＝	兄弟姉妹	8＝	その他（詳しく述べる）_____

[a] 質問H1～H3は質問票の終わりに表示されます。

次のページへ続く

WHODAS 2.0

36項目・代理人記入版

田崎・山口・中根版

領域1　認知

過去30日間に，あなたの親戚は，どれくらい難しさがありましたか。	全く問題なし	少し問題あり	いくらか問題あり	ひどく問題あり	全く何もできない
D1.1	何かをするとき，10分間集中する	1	2	3	4	5
D1.2	大切なことをすることを覚えている	1	2	3	4	5
D1.3	日常生活での問題点を分析して解決法を見つける	1	2	3	4	5
D1.4	新しい課題，例えば初めての場所へ行く方法を学ぶ	1	2	3	4	5
D1.5	みんなが言っていることを，普通に理解する	1	2	3	4	5
D1.6	自ら会話を始めたり続けたりする	1	2	3	4	5

領域2　可動性

過去30日間に，あなたの親戚は，どれくらい難しさがありましたか。	全く問題なし	少し問題あり	いくらか問題あり	ひどく問題あり	全く何もできない
D2.1	長時間（30分くらい）立っている	1	2	3	4	5
D2.2	座っているところから立ち上がる	1	2	3	4	5
D2.3	家の中で動き回る	1	2	3	4	5
D2.4	家の外に出ていく	1	2	3	4	5
D2.5	1kmほどの長距離を歩く	1	2	3	4	5

次のページへ続く

WHODAS 2.0
36項目・代理人記入版

田崎・山口・中根版

領域3　セルフケア

過去30日間に，あなたの親戚は，どれくらい難しさがありましたか。	全く問題なし	少し問題あり	いくらか問題あり	ひどく問題あり	全く何もできない
D3.1　全身を洗う	1	2	3	4	5
D3.2　自分で服を着る	1	2	3	4	5
D3.3　食事をする	1	2	3	4	5
D3.4　数日間一人で過ごす	1	2	3	4	5

領域4　他者との交流

過去30日間に，あなたの親戚は，どれくらい難しさがありましたか。	全く問題なし	少し問題あり	いくらか問題あり	ひどく問題あり	全く何もできない
D4.1　見知らぬ人に応対する	1	2	3	4	5
D4.2　友人関係を保つ	1	2	3	4	5
D4.3　親しい人たちと交流する	1	2	3	4	5
D4.4　新しい友人を作る	1	2	3	4	5
D4.5　性的行為をする	1	2	3	4	5

領域5　日常活動

過去30日間に，あなたの親戚は，どれくらい難しさがありましたか。	全く問題なし	少し問題あり	いくらか問題あり	ひどく問題あり	全く何もできない
D5.1　家庭で要求される作業を行う	1	2	3	4	5
D5.2　最も大切な家事をうまくする	1	2	3	4	5
D5.3　なすべき全ての家事労働を片付ける	1	2	3	4	5
D5.4　必要に応じてできるだけ早く家事労働を終わらせる	1	2	3	4	5

　もし，あなたの親戚が就業中（賃金労働，賃金なし労働，自営），または就学中であれば，次のD5.5～D5.8に回答してください。そうでない場合はD6.1に進んでください。

WHODAS 2.0
36項目・代理人記入版

田崎・山口・中根版

過去30日間に，あなたの親戚は，どれくらい難しさがありましたか。		全く問題なし	少し問題あり	いくらか問題あり	ひどく問題あり	全く何もできない
D5.5	毎日の仕事をする／学校へ行く	1	2	3	4	5
D5.6	最も大切な仕事／学校の課題をうまくする	1	2	3	4	5
D5.7	なすべき全ての仕事を済ます	1	2	3	4	5
D5.8	必要に応じてできるだけ早く仕事を済ます	1	2	3	4	5

領域6　社会への参加

過去30日間の社会へ参加		全く問題なし	少し問題あり	いくらか問題あり	ひどく問題あり	全く何もできない
D6.1	誰もができるやり方で地域社会の活動に加わるのに，あなたの親戚は，どれほど問題がありましたか（例，お祭や宗教的，または他の活動）	1	2	3	4	5
D6.2	身辺のバリアや妨害のため，あなたの親戚は，どれほど問題がありましたか	1	2	3	4	5
D6.3	他人の態度や行為のため，自分らしさを持って生きることに，あなたの親戚は，どれほど問題がありましたか	1	2	3	4	5
D6.4	健康状態やその改善のために，あなたの親戚は，どれくらい時間をかける必要がありましたか	1	2	3	4	5
D6.5	健康状態のために，あなたの親戚は，どれくらい感情的に影響を受けましたか	1	2	3	4	5
D6.6	彼または彼女の健康状態は，彼または彼女の家族に，どれくらい経済的損失をもたらしましたか	1	2	3	4	5
D6.7	彼または彼女の健康問題により，あなたや彼または彼女の家族は，どれくらい大きな問題を抱えましたか	1	2	3	4	5
D6.8	リラックスしたり，楽しんだりするために，彼または彼女が何かを行うのに，どれくらい問題がありましたか	1	2	3	4	5

WHODAS 2.0

36項目・代理人記入版

田崎・山口・中根版

H1	全体として，過去30日間に<u>何日くらい</u>，こうした難しさがありましたか	*日数を記録する* _____
H2	健康状態のために，過去30日間に何日くらい，通常の活動や仕事が<u>全く</u>できませんでしたか	*日数を記録する* _____
H3	全くできなかった日を除いて，健康状態により過去30日間に何日くらい，通常の活動や仕事を，<u>途中で止めたり</u>，または<u>減らしたり</u>しましたか	*日数を記録する* _____

この質問は，以上で終了です。ご協力ありがとうございました。

WHODAS 2.0
12項目・面接者版

田崎・山口・中根版

面接者への教示は**太字**と*斜体*で書かれている－これらは声を出して読んではならない。

青い標準活字体で書かれたものはすべて，回答者に向けて読むことを意味する。これらは声を出して読むこと。

それぞれの面接を始める前に項目F1～F5を記入すること				
F1	回答者識別番号			
F2	面接者識別番号			
F3	評価時点（1, 2など）			
F4	面接日付	_____年	_____月	_____日
F5	面接時の生活状況 （1つのみに○を付ける）	地域社会で独立		1
^	^	支援を得て生活		2
^	^	入院中		3

WHODAS 2.0

12項目・面接者版

田崎・山口・中根版

　この面接は，健康上の理由により人々が感じる困難さについてお尋ねするもので，世界保健機関（WHO）が開発したものです。この面接で提供した情報は秘密にされ，調査目的にだけ使われます。面接を完了するには5〜10分かかります。

人口動態と社会的背景に関する情報

　あなたが，健康上に困難がなくても，調査のために全ての質問に答えてください。まず，あなたの社会的背景に関する質問から始めます。

A1	*性別*	女性	1
		男性	2
A2	何歳ですか	＿＿＿＿＿＿＿歳	
A3	全部で何年間，学校（小学校から短大・大学，専門学校を含む）で学びましたか	＿＿＿＿＿＿＿年	
A4	現在の婚姻状態はどれですか *(最も当てはまるものを1つ選んでください)*	結婚したことがない	1
		現在，結婚している	2
		別居している	3
		離婚している	4
		死別した	5
		同棲している	6
A5	現在の主な仕事の状態を最もよく表しているのはどれですか *(最も当てはまるものを1つ選んでください)*	賃金労働	1
		自営業：自分で事業しているか，または農業など	2
		賃金なしの仕事：ボランティアや慈善事業など	3
		学生	4
		家事／主婦	5
		引退	6
		無職（健康上の理由）	7
		無職（他の理由）	8
		その他（詳しく）＿＿＿＿＿＿＿＿＿＿	9

WHODAS 2.0
12項目・面接者版

田崎・山口・中根版

回答者に言う：
この面接は，健康上の理由により人々が感じる困難さについてお尋ねするものです。

回答者にフラッシュカード#1を渡して言う：
健康上の問題とは，病気にかかっているというだけでなく，時間の長短にかかわらず他の健康問題，たとえば外傷や精神的・情緒的な問題，あるいは飲酒や薬物摂取に関係した問題も含みます。
質問に答えるときは，すべての健康問題に留意してください。活動を行う困難さについて尋ねられたときは，次のことを考えてください。

フラッシュカード#1を指差して「活動の困難さ」が意味することを説明する：
・努力を要する
・不快感または苦痛
・時間がかかること
・活動する方法を変える

回答者に言う：
過去30日間を振り返り，次の活動を行うのにどれほど難しさがあったかを考えて答えてください。

回答者にフラッシュカード#2を渡して言う：
回答するときはこの尺度を使ってください。

声を出して尺度を読む：
全く問題なし，少し問題あり，いくらか問題あり，ひどく問題あり，全く何もできない

面接の間は，回答者がすぐにフラッシュカード#1と#2を見ることができるようにしておく。

WHODAS 2.0

12項目・面接者版

田崎・山口・中根版

フラッシュカード#2を回答者へ示す

過去30日間に，どれくらい難しさがありましたか。		全く問題なし	少し問題あり	いくらか問題あり	ひどく問題あり	全く何もできない
S1	長時間（30分くらい）立っている	1	2	3	4	5
S2	家庭で要求される作業を行う	1	2	3	4	5
S3	新しい課題，例えば初めての場所へ行く方法を学ぶ	1	2	3	4	5
S4	誰もができるやり方で地域社会の活動に加わるのに，どれほど問題がありましたか（例，お祭や宗教的，または他の活動）	1	2	3	4	5
S5	健康状態のために，どれくらい感情的に影響を受けましたか	1	2	3	4	5
S6	何かをするとき，10分間集中する	1	2	3	4	5
S7	1kmほどの長距離を歩く	1	2	3	4	5
S8	全身を洗う	1	2	3	4	5
S9	自分で服を着る	1	2	3	4	5
S10	見知らぬ人に応対する	1	2	3	4	5
S11	友人関係を保つ	1	2	3	4	5
S12	毎日の仕事をする／学校へ行く	1	2	3	4	5

H1	全体として，過去30日間に何日くらい，こうした難しさがありましたか	*日数を記録する* _____
H2	健康状態のために，過去30日間に何日くらい，通常の活動や仕事が全くできなかったですか	*日数を記録する* _____
H3	全くできなかった日を除いて，健康状態により過去30日間に何日くらい，通常の活動や仕事を，途中で止めたり，または減らしたりしましたか	*日数を記録する* _____

この面接は，以上で終了です。ご協力ありがとうございました。

WHODAS 2.0
12項目・自己記入版

田崎・山口・中根版

　この質問票は，健康上の理由により人々が感じる困難さについてお尋ねするもので，世界保健機関（WHO）が開発したものです。この質問票で提供した情報は秘密にされ，調査目的にだけ使われます。これを完了するには15〜20分かかります。

人口動態と社会的背景に関する情報

　あなたが，健康上に困難がなくても，調査のために全ての質問に答えてください。まず，あなたの社会的背景に関する質問から始めます。

A1	性別	女性	1
		男性	2
A2	何歳ですか	＿＿＿＿＿＿＿＿＿＿歳	
A3	全部で何年間，学校（小学校から短大・大学，専門学校を含む）で学びましたか	＿＿＿＿＿＿＿＿＿＿年	
A4	現在の婚姻状態はどれですか（最も当てはまるものを1つ選んでください）	結婚したことがない	1
		現在，結婚している	2
		別居している	3
		離婚している	4
		死別した	5
		同棲している	6
A5	現在の主な仕事の状態を最もよく表しているのはどれですか（最も当てはまるものを1つ選んでください）	賃金労働	1
		自営業：自分で事業しているか，または農業など	2
		賃金なしの仕事：ボランティアや慈善事業など	3
		学生	4
		家事／主婦	5
		引退	6
		無職（健康上の理由）	7
		無職（他の理由）	8
		その他（詳しく）＿＿＿＿＿＿＿＿＿＿＿＿＿	9

WHODAS 2.0
12項目・自己記入版

田崎・山口・中根版

　この質問票は，健康上の理由により人々が感じる困難さについてお尋ねするものです。健康上の問題とは，病気にかかっているというだけでなく，時間の長短にかかわらず他の健康問題，たとえば外傷や精神的・情緒的な問題，あるいは飲酒や薬物摂取に関係した問題も含みます。過去30日間を振り返り，次の活動を行うのにどれほど難しさがあったかを考えて答えてください。各質問に1つの回答（数字）を○で囲んでください。

過去30日間に，どれくらい難しさがありましたか。		全く問題なし	少し問題あり	いくらか問題あり	ひどく問題あり	全く何もできない
S1	長時間（30分くらい）立っている	1	2	3	4	5
S2	家庭で要求される作業を行う	1	2	3	4	5
S3	新しい課題，例えば初めての場所へ行く方法を学ぶ	1	2	3	4	5
S4	誰もができるやり方で地域社会の活動に加わるのに，どれほど問題がありましたか（例，お祭や宗教的，または他の活動）	1	2	3	4	5
S5	健康状態のために，どれくらい感情的に影響を受けましたか	1	2	3	4	5
S6	何かをするとき，10分間集中する	1	2	3	4	5
S7	1kmほどの長距離を歩く	1	2	3	4	5
S8	全身を洗う	1	2	3	4	5
S9	自分で服を着る	1	2	3	4	5
S10	見知らぬ人に応対する	1	2	3	4	5
S11	友人関係を保つ	1	2	3	4	5
S12	毎日の仕事をする/学校へ行く	1	2	3	4	5

WHODAS 2.0
12項目・自己記入版

田崎・山口・中根版

H1	全体として，過去30日間に何日くらい，こうした難しさがありましたか	*日数を記録する* _____
H2	健康状態のために，過去30日間に何日くらい，通常の活動や仕事が全くできませんでしたか	*日数を記録する* _____
H3	全くできなかった日を除いて，健康状態により過去30日間に何日くらい，通常の活動や仕事を，途中で止めたり，または減らしたりしましたか	*日数を記録する* _____

この質問は，以上で終了です。ご協力ありがとうございました。

WHODAS 2.0
12項目・代理人記入版

田崎・山口・中根版

　この質問票は，ある人が経験した健康状態による困難さについて，あなたが友人，親戚または介護者の立場から回答してください。健康上の問題とは，病気にかかっているというだけでなく，時間の長短にかかわらず他の健康問題，たとえば外傷や精神的・情緒的な問題，あるいは飲酒や薬物摂取に関係した問題も含みます。

　過去30日間を振り返って，分かる範囲で結構ですので，あなたの友人，親戚または患者が次の活動をしているときにどれほど困難だったかについて考え，これらの質問に答えてください（注記：質問票は「友人」「親戚」または「患者」を意味するのに用語「親戚」を使います）。各質問に1つの回答（数字）を○で囲んでください。

H4[a]	私はこの人の＿＿＿＿＿＿です（1つ選ぶ）	1＝	夫または妻	5＝	他の親戚
		2＝	親	6＝	友人
		3＝	息子または娘	7＝	専門の介護者
		4＝	兄弟姉妹	8＝	その他（詳しく述べる）＿＿＿＿＿

a 質問H1～H3は質問票の終わりに表示されます。

WHODAS 2.0

12項目・代理人記入版

田崎・山口・中根版

	過去30日間に，あなたの親戚は，どれくらい難しさがありましたか。	全く問題なし	少し問題あり	いくらか問題あり	ひどく問題あり	全く何もできない
S1	長時間（30分くらい）立っている	1	2	3	4	5
S2	家庭で要求される作業を行う	1	2	3	4	5
S3	新しい課題，例えば初めての場所へ行く方法を学ぶ	1	2	3	4	5
S4	誰もができるやり方で地域社会の活動に加わるのに，あなたの親戚は，どれほど問題がありましたか（例，お祭や宗教的，または他の活動）	1	2	3	4	5
S5	健康状態のために，あなたの親戚は，どれくらい感情的に影響を受けましたか	1	2	3	4	5
S6	何かをするとき，10分間集中する	1	2	3	4	5
S7	1kmほどの長距離を歩く	1	2	3	4	5
S8	全身を洗う	1	2	3	4	5
S9	自分で服を着る	1	2	3	4	5
S10	見知らぬ人に応対する	1	2	3	4	5
S11	友人関係を保つ	1	2	3	4	5
S12	毎日の仕事をする/学校へ行く	1	2	3	4	5

H1	全体として，過去30日間に何日くらい，こうした難しさがありましたか	*日数を記録する* ＿＿＿＿
H2	健康状態のために，過去30日間に何日くらい，通常の活動や仕事が全くできなかったですか	*日数を記録する* ＿＿＿＿
H3	全くできなかった日を除いて，健康状態により過去30日間に何日くらい，通常の活動や仕事を，途中で止めたり，または減らしたりしましたか	*日数を記録する* ＿＿＿＿

この質問は，以上で終了です。ご協力ありがとうございました。

WHODAS 2.0

12＋24項目・面接者版

田崎・山口・中根版

面接者への教示は**太字**と*斜体*で書かれている－これらは声を出して読んではならない。

青い標準活字体で書かれたものはすべて，回答者に向けて読むことを意味する。これらは声を出して読むこと。

それぞれの面接を始める前に項目F1〜F5を記入すること				
F1	回答者識別番号			
F2	面接者識別番号			
F3	評価時点（1, 2など）			
F4	面接日付	_____ 年	_____ 月	_____ 日
F5	面接時の生活状況 （1つのみに○を付ける）	地域社会で独立		1
			支援を得て生活		2
			入院中		3

122　Part3 WHODAS 2.0の各版

WHODAS 2.0
12＋24項目・面接者版

田崎・山口・中根版

　この面接は，健康上の理由により人々が感じる困難さについてお尋ねするもので，世界保健機関（WHO）が開発したものです。この面接で提供した情報は秘密にされ，調査目的にだけ使われます。面接を完了するには10～20分かかります。

人口動態と社会的背景に関する情報

　あなたが，健康上に困難がなくても，調査のために全ての質問に答えてください。まず，あなたの社会的背景に関する質問から始めます。

A1	*性別*	女性	1
		男性	2
A2	何歳ですか	＿＿＿＿＿＿歳	
A3	全部で何年間，学校（小学校から短大・大学，専門学校を含む）で学びましたか	＿＿＿＿＿＿年	
A4	現在の婚姻状態はどれですか *（最も当てはまるものを1つ選んでください）*	結婚したことがない	1
		現在，結婚している	2
		別居している	3
		離婚している	4
		死別した	5
		同棲している	6
A5	現在の主な仕事の状態を最もよく表しているのはどれですか *（最も当てはまるものを1つ選んでください）*	賃金労働	1
		自営業：自分で事業しているか，または農業など	2
		賃金なしの仕事：ボランティアや慈善事業など	3
		学生	4
		家事／主婦	5
		引退	6
		無職（健康上の理由）	7
		無職（他の理由）	8
		その他（詳しく）＿＿＿＿＿＿＿＿＿＿＿＿＿＿	9

WHODAS 2.0
12＋24項目・面接者版
田崎・山口・中根版

回答者に言う：
この面接は，健康上の理由により人々が感じる困難さについてお尋ねするものです。

回答者にフラッシュカード#1を渡して言う：
健康上の問題とは，病気にかかっているというだけでなく，時間の長短にかかわらず他の健康問題，たとえば外傷や精神的・情緒的な問題，あるいは飲酒や薬物摂取に関係した問題も含みます。

質問に答えるときは，すべての健康問題に留意してください。活動を行う困難さについて尋ねられたときは，次のことを考えてください。

フラッシュカード#1を指差して「活動の困難さ」が意味することを説明する：
・努力を要する
・不快感または苦痛
・時間がかかること
・活動する方法を変える

回答者に言う：
過去30日間を振り返り，次の活動を行うのにどれほど難しさがあったかを考えて答えてください。

回答者にフラッシュカード#2を渡して言う：
回答するときはこの尺度を使ってください。

声を出して尺度を読む：
全く問題なし，少し問題あり，いくらか問題あり，ひどく問題あり，全く何もできない

面接の間は，回答者がすぐにフラッシュカード#1と#2を見ることができるようにしておく。

WHODAS 2.0

12＋24項目・面接者版

田崎・山口・中根版

フラッシュカード#2を回答者へ示す

過去30日間に，どれくらい難しさがありましたか。		全く問題なし	少し問題あり	いくらか問題あり	ひどく問題あり	全く何もできない
S1	長時間（30分くらい）立っている	1	2	3	4	5
S2	家庭で要求される作業を行う	1	2	3	4	5
S3	新しい課題，例えば初めての場所へ行く方法を学ぶ	1	2	3	4	5
S4	誰もができるやり方で地域社会の活動に加わるのに，どれほど問題がありましたか（例，お祭や宗教的，または他の活動）	1	2	3	4	5
S5	健康状態のために，どれくらい感情的に影響を受けましたか	1	2	3	4	5

　S1～S5のいずれかの回答が「なし」（「1」としてコーディングされる）以上の評価の場合，S6～S12に回答してください。そうでない場合は，面接を終了してください。

　この面接は，以上で終了です。ご協力ありがとうございました。

過去30日間に，どれくらい難しさがありましたか。		全く問題なし	少し問題あり	いくらか問題あり	ひどく問題あり	全く何もできない
S6	何かをするとき，10分間集中する	1	2	3	4	5
S7	1kmほどの長距離を歩く	1	2	3	4	5
S8	全身を洗う	1	2	3	4	5
S9	自分で服を着る	1	2	3	4	5
S10	見知らぬ人に応対する	1	2	3	4	5
S11	友人関係を保つ	1	2	3	4	5
S12	毎日の仕事をする/学校へ行く	1	2	3	4	5

次のページへ続く

WHODAS 2.0
12＋24項目・面接者版

田崎・山口・中根版

続いて下記の通り，指定される領域を記入してください：

回答が1以上（2～5）の場合	行き先	領域番号
S3またはS6	⇒	p126の領域1
S1またはS7	⇒	p127の領域2
S8またはS9	⇒	p127の領域3
S10またはS11	⇒	p127の領域4
S2またはS12	⇒	p128の領域5
S4またはS5	⇒	p130の領域6

領域1　認知

これから認知（理解と繋がり）についていくつか質問します。

フラッシュカード＃1と＃2を回答者へ示す

過去30日間に，どれくらい難しさがありましたか。		全く問題なし	少し問題あり	いくらか問題あり	ひどく問題あり	全く何もできない
D1.2	大切なことをすることを覚えている	1	2	3	4	5
D1.3	日常生活での問題点を分析して解決法を見つける	1	2	3	4	5
D1.5	みんなが言っていることを，普通に理解する	1	2	3	4	5
D1.6	自ら会話を始めたり続けたりする	1	2	3	4	5

次のページへ続く

領域2　可動性

これから動き回るときの困難さについていくつか質問します。

フラッシュカード#1と#2を回答者へ示す

過去30日間に，どれくらい難しさがありましたか。		全く問題なし	少し問題あり	いくらか問題あり	ひどく問題あり	全く何もできない
D2.2	座っているところから立ち上がる	1	2	3	4	5
D2.3	家の中で動き回る	1	2	3	4	5
D2.4	家の外に出ていく	1	2	3	4	5

領域3　セルフケア

これからセルフケアをするときの困難さについていくつか質問します。

フラッシュカード#1と#2を回答者へ示す

過去30日間に，どれくらい難しさがありましたか。		全く問題なし	少し問題あり	いくらか問題あり	ひどく問題あり	全く何もできない
D3.3	食事をする	1	2	3	4	5
D3.4	数日間一人で過ごす	1	2	3	4	5

領域4　他者との交流

これから人と付き合うときの困難さについていくつか質問します。健康上の問題による困難さについてのみ尋ねていることを念頭に置いてください。健康上の問題とは，疾病や疾患，外傷や精神的・情緒的な問題，あるいは飲酒や薬物摂取に関係した問題も含みます。

フラッシュカード#1と#2を回答者へ示す

過去30日間に，どれくらい難しさがありましたか。		全く問題なし	少し問題あり	いくらか問題あり	ひどく問題あり	全く何もできない
D4.3	親しい人たちと交流する	1	2	3	4	5
D4.4	新しい友人を作る	1	2	3	4	5
D4.5	性的行為をする	1	2	3	4	5

次のページへ続く

WHODAS 2.0
12＋24項目・面接者版

田崎・山口・中根版

領域5　日常活動

5（1）家庭活動

　家庭を維持すること，同居している人々や近しい人々の世話に関する活動についていくつか質問します。これらの活動は，料理，掃除，買い物，他の者の面倒を見ることおよび身の回りの物の手入れをすることを含みます。

　フラッシュカード＃1と＃2を回答者へ示す

過去30日間に，どれくらい難しさがありましたか。		全く問題なし	少し問題あり	いくらか問題あり	ひどく問題あり	全く何もできない
D5.2	最も大切な家事をうまくする	1	2	3	4	5
D5.3	なすべき全ての家事労働を片付ける	1	2	3	4	5
D5.4	必要に応じてできるだけ早く家事労働を終わらせる	1	2	3	4	5

　D5.2～D5.4のいずれかの回答が「なし」（「1」としてコーディングされる）以上の評価の場合，以下の質問を尋ねる：

　もし，あなたが就業中（賃金労働，賃金なし労働，自営）か，または就学中であれば，次のD5.6～D5.10に回答してください。そうでない場合はD6.1に進んでください。

D5.01	健康状態により，過去30日間に何日くらい，家事労働を減らしたり，または休んだりしましたか	日数を記録する　＿＿＿＿＿＿

WHODAS 2.0
12＋24項目・面接者版

田崎・山口・中根版

5(2) 仕事または学校の活動

これから仕事または学校の活動についていくつか質問します。

フラッシュカード#1と#2を回答者へ示す

過去30日間に，どれくらい難しさがありましたか。		全く問題なし	少し問題あり	いくらか問題あり	ひどく問題あり	全く何もできない
D5.6	最も大切な仕事／学校の課題をうまくする	1	2	3	4	5
D5.7	なすべき全ての仕事を済ます	1	2	3	4	5
D5.8	必要に応じてできるだけ早く仕事を済ます	1	2	3	4	5
D5.9	健康状態のために，仕事の量や質を下げて働かなくてはなりませんでしたか				いいえ	1
					はい	2
D5.10	健康状態の結果として，収入が少ないことがありましたか				いいえ	1
					はい	2

D5.6〜D5.10のいずれかの回答が「なし」(「1」としてコーディングされる)以上の評価の場合，以下の質問を尋ねる：

D5.02	健康状態により，過去30日間に何日くらい，半日以上仕事を休みましたか	*日数を記録する* _____

次のページへ続く

WHODAS 2.0

12＋24項目・面接者版

田崎・山口・中根版

領域6　社会への参加

　これから，社会参加および，あなたとあなたの家族への健康問題の影響について質問します。質問のいくつかは過去30日以上にわたる問題を含みますが，答えるときは過去30日に的を絞ってください。ここでも同様に，健康上の問題とは，疾病や疾患，外傷や精神的・情緒的な問題，あるいは飲酒や薬物摂取に関係した問題も含みます。

　フラッシュカード＃1と＃2を回答者へ示す

過去30日間		全く問題なし	少し問題あり	いくらか問題あり	ひどく問題あり	全く何もできない
D6.2	身辺のバリアや妨害のため，どれほど問題がありましたか	1	2	3	4	5
D6.3	他人の態度や行為のため，自分らしさを持って生きることに，どれほど問題がありましたか	1	2	3	4	5
D6.4	健康状態やその改善のために，どれくらい時間をかける必要がありましたか	1	2	3	4	5
D6.6	あなたの健康状態は，あなたや家族に，どれくらい経済的損失をもたらしましたか	1	2	3	4	5
D6.7	あなたの健康問題により，家族は，どれくらい大きな問題を抱えましたか	1	2	3	4	5
D6.8	リラックスしたり，楽しんだりするために，自分で何かを行うのに，どれくらい問題がありましたか	1	2	3	4	5

H1	全体として，過去30日間に何日くらい，こうした難しさがありましたか	*日数を記録する* ＿＿＿＿＿
H2	健康状態のために，過去30日間に何日くらい，通常の活動や仕事が全くできませんでしたか	*日数を記録する* ＿＿＿＿＿
H3	全くできなかった日を除いて，健康状態により過去30日間に何日くらい，通常の活動や仕事を，途中で止めたり，または減らしたりしましたか	*日数を記録する* ＿＿＿＿＿

　この面接は，以上で終了です。ご協力ありがとうございました。

WHODAS 2.0
フラッシュカード#1

健康状態：

- 病気または他の健康問題
- ケガ
- 精神的または情緒的問題
- アルコール問題
- 薬物問題

難しさ：

- 努力を要する
- 不快感または苦痛
- 時間がかかること
- 活動する方法を変える

過去30日間を振り返る

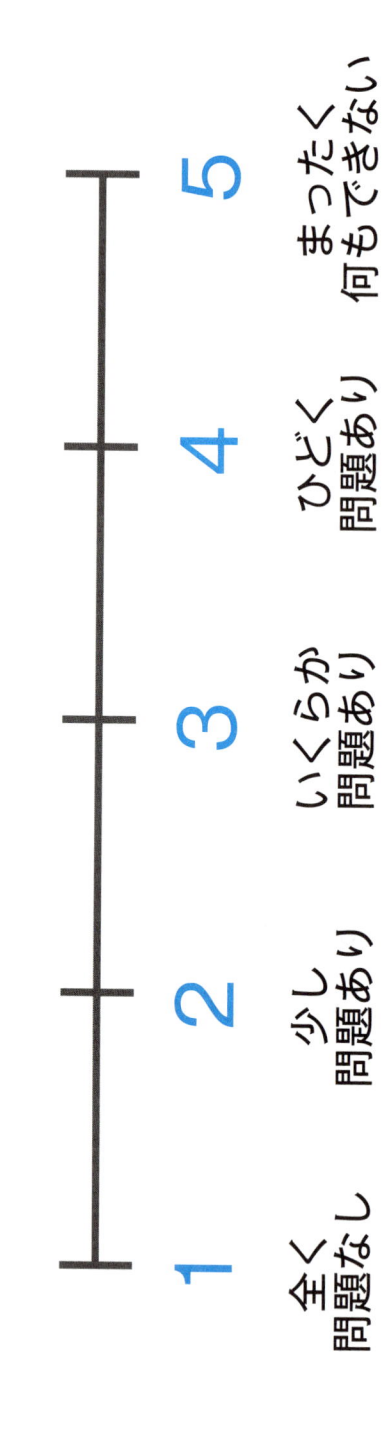

WHODAS 2.0
フラッシュカード#2

1	2	3	4	5
全く問題なし	少し問題あり	いくらか問題あり	ひどく問題あり	まったく何もできない

訳者を代表して

　このたび、WHODAS2.0日本語版を刊行するにあたって、様々な困難が伴いましたが、この本を世に送り出すことができたことは、一重にご協力下さった数多くの皆様のお蔭です。心から感謝申し上げます。本評価尺度は、様々な障害を抱える方々の主観的な障害程度を測るものです。程度の差はあれ、障害により日々の生活の活動が制限され、そのうえに日常的な障害に対する差別や、一般的な社会参加が制限されることはとても辛いことだと思います。健常者であっても、ときに事故や病気、そして誰もが加齢により、以前はできていたことができなくなることを経験する時があるのではないでしょうか。このWHODAS2.0日本語版は、私がWHODASプロジェクトを離れた10年後に、再度参加する形をとったため、他のWHOの調査票開発研究のように他の国々と同時期に開発するのではなく、すでに完成している英文調査票をもとに開発いたしました。そのために、言語的等価性を担保するための質的調査に重きをおき、さらに英語から日本語への翻訳‐逆翻訳をした後に、質問項目に用いる言葉を選択しました。日本語としてこなれていないというご指摘があるかもしれませんが、その点をご理解いただければ有難いと存じます。

　また、超高齢社会を迎える日本社会において、今後の調査票の汎用性を考え、フィールド調査に当たっては、対象者をあえて特定の障害をお持ちの方に限定せず、健常者も含めた様々な介護支援を受けている高齢者としましたが、お蔭様で、信頼性・妥当性および感受性が大変高い調査票となりました。調査にご協力くださった方々にこの場を借りて改めてお礼を申し上げます。その研究調査の詳細については、「WHODASII 日本語版開発調査研究、日本医事新報、4617, p.87-90, 2012」と「Development of the Japanese version of the World Health Organization Disability Assessment Schedule (WHODAS II). International Journal of Rehabilitation Research, 37(1), 48-53, 2014」をご参照ください。

　WHODASは、障害があっても、より高いQOLを維持しながら生活できる社会を実現するために有用な指標となることを目指して開発されました。日本においては、車いすや杖に加えて、科学技術を駆使した福祉用のロボットなども入手できる時代になりましたが、障害者の方々が健常者と隔たりなく生活されるために、まだできることが数多くあるように思います。そのためにこの本を役立てていただければ光栄に存じます。

東邦大学医学部医学科心理学研究室

田崎美弥子

訳者プロフィール

田崎美弥子
1989年5月　カンサス州立大学人間発達学部博士課程修了（Ph.D.）
現在　東邦大学医学部医学科心理学研究室，教授

山口哲生
2006年3月　大阪市立大学大学院文学研究科後期博士課程単位修得退学　博士（文学）
現在　東邦大学医学部医学科心理学研究室，助教

中根允文
1968年12月　長崎大学大学院医学研究科（内科系・精神神経科学専攻）修了（医学博士）
現在　長崎大学名誉教授，出島診療所長（精神科）

健康および障害の評価—WHO障害評価面接基準マニュアル WHODAS 2.0

2015年6月10日　第1版　第1刷

訳者代表　田崎美弥子
発 行 者　松村浩道
発　　行　一般社団法人日本レジリエンス医学研究所
　　　　　〒158-0094 東京都世田谷区玉川3丁目20-11 マノア玉川第1ビル205
　　　　　電話：03-3700-2888
　　　　　http://www.stress-j.com
発　　売　株式会社　日本評論社
　　　　　〒170-8474 東京都豊島区南大塚3丁目12-4
　　　　　電話 03-3987-8611（代表）
　　　　　編集・DTP／TouchWork　印刷・製本／藤原印刷株式会社

著作権はWHOにあり，掲載されている調査票の加筆，修正，一部改定は著作権侵害にあたります。
Printed in Japan　ISBN978-4-535-98428-8

JCOPY 〈(社)出版者著作権管理機構 委託出版物〉本書の無断複写は著作権法上での例外を除き禁じられています。複写される場合は，そのつど事前に，(社)出版者著作権管理機構（電話 03-3513-6969，FAX 03-3513-6979, e-mail: info@jcopy.or.jp）の許諾を得てください。また，本書を代行業者等の第三者に依頼してスキャニング等の行為によりデジタル化することは，個人の家庭内の利用であっても，一切認められておりません。

WHODAS 2.0
（36項目・自己記入版）
用紙セット

自己記入版（36項目）50枚入
頒価（本体9,000円＋税）

WHODAS2.0 調査票36項目・自己記入版は、18歳以上の成人の6領域（認知、可動性、セルフケア、他者との交流、日常活動、社会への参加）の障害程度を評価するための36項目からなる評価尺度。国際比較可能で、言語等価性、信頼性、妥当性、感受性が高く、主観的障害程度を測定できるので、疾患別の障害程度比較や、患者さんの予後やリハビリの効果測定などに適用できる。DSM–5においても、機能の全体的評定（GAF）に代わる評価尺度として、このWHODAS2.0での評価を推奨している。

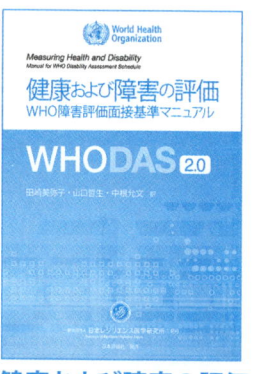

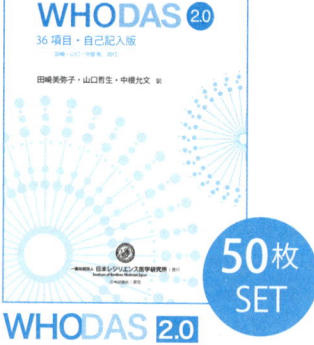

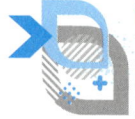

健康および障害の評価
WHO障害評価面接基準マニュアル
田崎美弥子・山口哲生・中根允文 訳
●B5判／144頁／本体2,500円＋税

＋

WHODAS 2.0
36項目・自己記入版
●調査要／A4判／8頁
50枚SET
頒価 **9,000**円＋税

＊ご注文は直接小社へお申込下さい●〒170-8474 東京都豊島区南大塚3-12-4
（株）日本評論社 営業部 販売課まで●FAX:03-3987-8590 ●TEL:03-3987-8621